公衆栄養学実習

第三版

～事例から学ぶ公衆栄養プログラムの展開～

[編著者] 手嶋哲子・田中久子

[著者] 佐々木裕子・髙橋睦子・辻本美由喜・伊藤佳代子

久保彰子・石川みどり・衞藤久美・清水真理

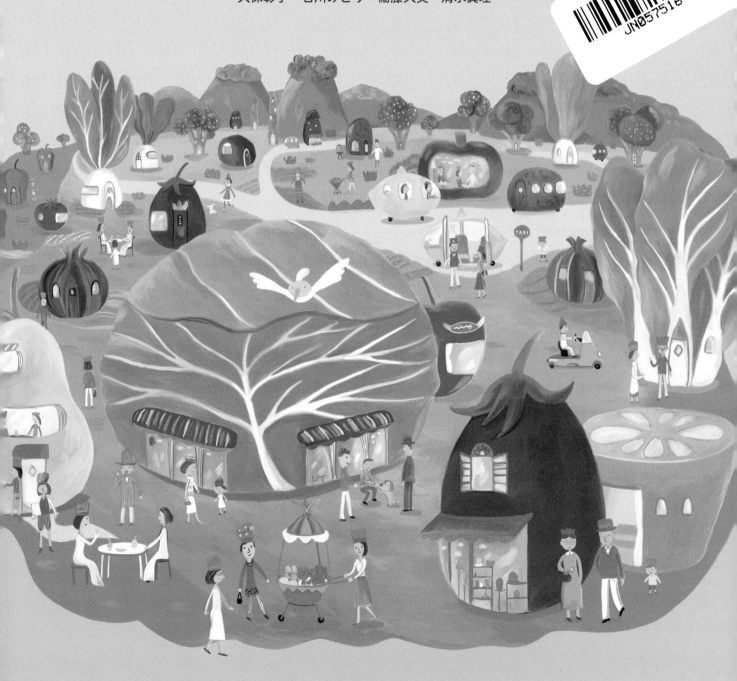

同文書院

Author
執筆者紹介

【編著者】

手嶋　哲子（てじま・てつこ）　　　　　第1章　第7章　第8章（リード，1節リード，「在宅医療・介護支援」，
北海道文教大学　講師　　　　　　　　　2節リード，「母子保健対策」）

田中　久子（たなか・ひさこ）　　　　　第4章2節
女子栄養大学　名誉教授

【著　者】

佐々木　裕子（ささき・ゆうこ）　　　　第2章　第8章（1節「食育」，2節「成人保健対策」）
仙台白百合女子大学　教授

髙橋　睦子（たかはし・むつこ）　　　　第3章
尚絅学院大学　教授

辻本　美由喜（つじもと・みゆき）　　　第4章1節　第8章（1節「健康づくり」，2節「学校保健対策」）
中国学園大学　准教授

伊藤　佳代子（いとう・かよこ）　　　　第4章3節　第8章（2節「高齢者保健対策」）
宮城学院女子大学　准教授

久保　彰子（くぼ・あきこ）　　　　　　第4章4節
女子栄養大学　准教授

石川　みどり（いしかわ・みどり）　　　第5章1節
国立保健医療科学院　上席主任研究官

衞藤　久美（えとう・くみ）　　　　　　第5章2節，3節　第6章
女子栄養大学　准教授

清水　真理（しみず・まり）　　　　　　第8章（2節「生活習慣病対策」）　第9章
天使大学　教授

Preface

「公衆栄養学」が管理栄養士・栄養士養成課程の教科目として導入されて約30年が経過しました。この間,公衆栄養を取り巻く環境の変化にともない,わが国における公衆栄養活動も変化してきました。そして,管理栄養士・栄養士に求められる役割も変化しています。とくに,管理栄養士には,健康増進計画や食育推進計画の策定と関連事業の企画・立案・評価を他職種と連携しながら取り組める能力が求められています。

2013年の「地域における行政栄養士による健康づくり及び栄養・食生活の改善の基本指針について」では,組織体制の整備と,健康・栄養課題の明確化およびPDCAサイクルに基づく施策の推進が重要な業務として示されています。

本書では,これらの管理栄養士・栄養士に求められる役割を踏まえて,公衆栄養活動に従事した後に管理栄養士養成施設で公衆栄養学を担当している教員と,各職域で管理栄養士として公衆栄養活動に従事している者らにより,公衆栄養活動に従事するために求められる知識や技術を実習する教科書を目指して作成いたしました。

本書は,実践事例を通して健康増進計画と連動した事業計画の策定を実習するために「公衆栄養プログラムの展開」を中心とした構成としました。活動の領域を具体的に理解できるように,直接的な支援方法,ソーシャルキャピタルを含めた仲間づくり・ネットワーク化のほかに,健康危機管理に関しても取り入れています。

今,改めて,本書を刊行しようとした初めの意図がどれだけ達成されたのかと反省される点もあります。また,専門の立場の皆様からは行き届かない点や不備の点を指摘されるかと思います。これらの点については読者諸賢ならびに同学の士のご批判とご叱正をお願いできましたら幸いです。

本書が,管理栄養士・栄養士の教科書または実務書として,さらに人びとの健康にかかわる多くの方の学習書・実務書として活用いただければ幸いに存じます。

最後に,本書の出版にご理解を賜り忍耐強く本書の完成をサポートして頂いた同文書院編集部や関係諸氏に深く感謝申し上げます。

2014年5月

編者　手嶋哲子
田中久子

Preface
第三版改訂にあたって

　公衆栄養活動において，管理栄養士・栄養士には健康増進計画や食育推進計画の策定と関連プログラムの企画・立案・評価を，他職種と連携しながら取り組むことが求められています。そのため，管理栄養士を目指す学生にとっても，これらのマネジメントサイクルを学習することが重要です。

　公衆栄養活動で求められる知識や技術を，実習を通して習得することを目指し，『公衆栄養学実習～事例から学ぶ公衆栄養プログラムの展開～』の初版を刊行してから8年が経過しました。この間に進められた「第4次食育推進基本計画の策定」「地域包括ケアシステムの強化」など，栄養・食に関わる新たな動きに対応すべく，内容を修正・追加し，改訂版として刊行するものが本書です。

　このたびの改訂では，地域のアセスメントに基づき事業計画を作成するプロセスを実習するための教科書となることを目的とし，「事業計画作成に必要となる知識を示す」「事業計画作成のプロセスを実習する」を改訂方針として内容を整理いたしました。また，新たに，「第3章　公衆栄養プログラムに関連する機関や組織の役割」に「地域包括ケアシステム」，「第8章　公衆栄養プログラムの展開」に「在宅医療，介護支援」の項目を追加しました。

　本書の特徴である実践事例については，執筆者を変更して新たな事例を紹介し，実施状況を示すことといたしました。

　管理栄養士・栄養士の教科書または実務書として，さらに人びとの健康に関わる多くの方の学習書・実務書として，本書をご活用いただければ幸いに存じます。

　最後に，今回の改定にあたり，ご理解を賜り，忍耐強く本書の完成をサポートいただいた同文書院 編集部や関係諸氏に深く感謝申し上げます。

2022年3月

編著者　手嶋哲子
　　　　田中久子

Contents
もくじ

まえがき　　　iii
改訂にあたって　iv

第1章　地域における公衆栄養マネジメント　　　1

1 公衆栄養マネジメントの重要性 ……………………………………………………… 1
　　1）地域における公衆栄養活動 ……………………………………………… 1
　　❶ 個人や地域の健康状態向上のための活動 ……………………………… 1
　　❷ 社会生活での自立への支援・強化 ……………………………………… 2
　　❸ 健康を指向する地域づくり ……………………………………………… 3
　　❹ 環境に対応した支援体制の提案 ………………………………………… 3
　　2）公衆栄養マネジメントの必要性 ………………………………………… 3
2 公衆栄養マネジメントの過程 ………………………………………………………… 4

第2章　公衆栄養プログラムの対象　　　5

1 対象としての個人・家族 ……………………………………………………………… 5
　　❶ 対象としての個人 ………………………………………………………… 5
　　❷ 対象としての家族 ………………………………………………………… 6
2 対象としての集団・組織・地域 ……………………………………………………… 9
　　❶ 対象としての集団 ………………………………………………………… 9
　　❷ 対象としての組織 ………………………………………………………… 10
　　❸ 対象としての地域 ………………………………………………………… 10

第3章　公衆栄養プログラムに関連する機関や組織の役割　　　13

1 行政機関 ………………………………………………………………………………… 13
　　❶ 保健医療行政 ……………………………………………………………… 13
　　❷ 保健所 ……………………………………………………………………… 13
　　❸ 市町村（市町村保健センター） ………………………………………… 14
2 医療・福祉・介護関連機関や組織 …………………………………………………… 16
　　❶ 医療機関 …………………………………………………………………… 16
　　❷ 福祉機関 …………………………………………………………………… 17
　　❸ 介護関連機関 ……………………………………………………………… 20
3 教育機関 ………………………………………………………………………………… 22
　　❶ 教育行政 …………………………………………………………………… 22
　　❷ 学校保健 …………………………………………………………………… 22
　　❸ 社会教育 …………………………………………………………………… 23
4 民間企業，関係団体，非営利団体 …………………………………………………… 24
　　❶ 民間企業 …………………………………………………………………… 24
　　❷ 関係団体 …………………………………………………………………… 24
　　❸ 非営利団体 ………………………………………………………………… 25

❹ マスメディア ……………………………………………………………………………… 25

5 地域包括ケアシステム ……………………………………………………………………… 25

　❶ 地域包括ケア …………………………………………………………………………… 26

　❷ 地域包括ケアシステム ………………………………………………………………… 26

　❖ 演習問題 ………………………………………………………………………………… 26

第4章　栄養・食生活支援と食を通じた社会環境の整備　　29

1 直接的な支援 ………………………………………………………………………………… 29

　❶ 個人を対象とする支援 ………………………………………………………………… 29

　❷ 集団を対象とする支援 ………………………………………………………………… 34

　❸ 記録とプライバシーなどへの配慮 …………………………………………………… 35

　❹ 公用文作成の注意点 …………………………………………………………………… 36

　❺ 信頼されるマナー（接遇マナー） …………………………………………………… 36

　❖ 演習問題 ………………………………………………………………………………… 37

2 間接的な支援 ………………………………………………………………………………… 37

　❶ グループの養成・育成 ………………………………………………………………… 37

　❷ ネットワークの構築 …………………………………………………………………… 40

　❖ 演習問題 ………………………………………………………………………………… 43

3 食環境整備 …………………………………………………………………………………… 44

　❶ 食物（食品）・食情報へのアクセスと食環境整備 ………………………………… 44

　❷ 栄養成分表示の活用 …………………………………………………………………… 48

　❸ 特別用途食品の活用 …………………………………………………………………… 48

　❹ 「健康な食事」の普及啓発 …………………………………………………………… 50

　❖ 演習問題 ………………………………………………………………………………… 53

4 健康・食生活の危機管理と食支援 ……………………………………………………… 53

　❶ 災害時に想定される健康・栄養課題 ………………………………………………… 53

　❷ 災害時の栄養・食生活支援体制 ……………………………………………………… 54

　❸ 災害発生時の栄養・食生活支援活動 ………………………………………………… 57

　❹ 平常時の栄養・食生活支援活動の準備 ……………………………………………… 63

　❖ 演習問題 ………………………………………………………………………………… 66

第5章　公衆栄養アセスメント　　69

1 地域診断の方法 ……………………………………………………………………………… 69

　❶ 地域診断とは何か ……………………………………………………………………… 69

　❷ 地域診断の方法 ………………………………………………………………………… 70

　❸ 疫学的な方法を用いたデータ分析 …………………………………………………… 70

　❹ 地域診断を行う場の設定 ……………………………………………………………… 71

　❺ 地域診断において参考となる概念的枠組み・理論モデル ………………………… 71

2 既存資料の活用 ……………………………………………………………………………… 74

　❶ 既存資料の収集方法 …………………………………………………………………… 74

❷ e-Statの活用 ……………………………………………………………… 74

❸ 既存資料の活用方法と留意点 ………………………………………… 74

3 量的調査と質的調査 ……………………………………………………… 76

❶ 調査の枠組みの作成 …………………………………………………… 76

❷ 量的データの収集方法と管理 ………………………………………… 76

❸ 質的データの収集方法と管理 ………………………………………… 80

❹ 食事調査結果の集計方法 ……………………………………………… 80

❺ 収集した情報の整理とアセスメント ………………………………… 83

❖ 演習問題 ………………………………………………………………… 85

第6章　公衆栄養プログラムの目標設定　　91

1 目標設定の手順 …………………………………………………………… 91

❶ 課題抽出から優先順位の高い課題決定 ……………………………… 91

❷ 課題解決のための目標設定 …………………………………………… 92

2 プリシード・プロシードモデルに沿った目標設定 …………………… 93

❶ QOL（めざす姿）の目標設定 ………………………………………… 93

❷ 健康の目標設定 ………………………………………………………… 94

❸ 行動・生活習慣の目標設定 …………………………………………… 94

❹ 準備・強化・実現・環境要因の目標設定 …………………………… 94

❺ 目標同士のつながりの確認 …………………………………………… 95

❖ 演習問題 ………………………………………………………………… 95

第7章　公衆栄養プログラムの計画策定　　99

1 計画の検討と策定 ………………………………………………………… 99

❶ 計画とは ………………………………………………………………… 99

❷ 計画の検討 ……………………………………………………………… 100

❸ 計画の策定 ……………………………………………………………… 100

2 健康増進計画の立案 ……………………………………………………… 100

❶ 都道府県，市区町村における健康増進計画 ………………………… 100

❷ 健康増進計画策定のプロセス ………………………………………… 101

❸ 関係者への告知 ………………………………………………………… 101

3 実施計画の設定 …………………………………………………………… 102

4 事業計画の立案 …………………………………………………………… 103

❶ 事業計画の策定 ………………………………………………………… 103

❷ 予算管理 ………………………………………………………………… 106

❖ 演習問題 ………………………………………………………………… 107

第8章　公衆栄養プログラムの展開　　111

1 地域特性に対応したプログラムの展開 ………………………………… 111

1）健康づくり ……………………………………………………………………… 111

❶ 「健康づくり」の関連法令・指針・施策 …………………………………… 112

❷ 「健康づくり」の関連指標 …………………………………………………… 113

❸ 「健康づくり」における関連機関と関係職種 …………………………… 114

2）「食育」………………………………………………………………………… 114

❶ 「食育」の関係法令・指針・施策 ………………………………………… 114

❷ 「食育」の関連指標 ………………………………………………………… 115

❸ 「食育」における関係機関と関係職種 …………………………………… 115

3）在宅医療・介護支援 …………………………………………………………… 115

❶ 在宅医療・介護支援の関連法令・指針・施策 …………………………… 116

❷ 在宅医療・介護支援の関連指標 …………………………………………… 116

❸ 在宅医療・介護支援における関連機関と関連職種 ……………………… 117

■2 地域集団の特性別プログラムの展開 ……………………………………… 118

1）母子保健対策 …………………………………………………………………… 119

◆ 実践事例1　母子保健対策 ………………………………………………… 121

2）学校保健対策（成長期）……………………………………………………… 123

◆ 実践事例2　学校保健対策（朝食欠食指導の実際）…………………… 125

3）成人保健対策 …………………………………………………………………… 127

◆ 実践事例3　成人保健対策 ………………………………………………… 129

4）高齢者保健対策 ………………………………………………………………… 131

◆ 実践事例4　高齢者保健対策 ……………………………………………… 133

5）生活習慣病対策 ………………………………………………………………… 135

◆ 実践事例5　生活習慣病ハイリスク集団 ……………………………… 137

第9章　公衆栄養プログラムの評価　139

■1 評価の意義と方法 …………………………………………………………… 139

■2 健康増進計画等の評価 ……………………………………………………… 141

❶ 健康増進計画評価の基本 …………………………………………………… 141

❷ 健康増進計画推進中の評価 ………………………………………………… 141

❸ 健康増進計画の評価のための情報収集 …………………………………… 142

❹ 健康増進計画の評価のための集計法 ……………………………………… 142

❺ 健康増進計画の評価報告 …………………………………………………… 143

■3 事業計画の評価 ……………………………………………………………… 144

❶ 事業計画評価の基本 ………………………………………………………… 144

❷ 事業計画の評価の視点 ……………………………………………………… 144

※ 演習問題 ……………………………………………………………………… 147

索　引　　　149

※本教科書に掲載するQRコードは，2022年3月10日時点での各省庁ホームページのURLをもとに作成しています。
ホームページの改修などにより，URLは変更される可能性があります。

1 地域における公衆栄養マネジメント

・・・・・　学習のポイント　・・・・・

●地域における公衆栄養活動の意義を学ぶ
●公衆栄養マネジメントの必要性と PDCA 等のプロセスを理解する

1 公衆栄養マネジメントの重要性

　いつの時代にあっても公衆栄養・地域保健の対策は，変化する時代背景や住民の健康・食生活の問題，そのときどきの行政施策に対応しながら実践されてきた。

　管理栄養士が地域で行う公衆栄養活動では，多様化する住民ニーズに対応するために，地域の健康・食生活問題とその複雑な背景を分析し，個人だけではなく地域全体の健康・食生活問題をとらえた地域活動や，多職種・多機関，地域住民とともに解決の方策を考えていく実践力と問題解決能力など，期待される役割は多岐にわたっている。

1) 地域における公衆栄養活動

1 個人や地域の健康状態向上のための活動

　地域においては，その地域で生活する個人・家族・集団のすべての人が対象となる。そのため，個人に対して提供する食生活の支援ひとつをとっても，疾病の回復や在宅生活を支えるためのQOL（Quality Of Life，生活の質）を考えるような直接的な支援から，生きがいをもったり，社会において何らかの役割を担ったりすることができるようになるための健康の保持・増進につながるようなセルフケア能力を高める食支援まで，さまざまな支援が行われる。

　また，集団や地域を対象にした活動としては，「健康・栄養教室の開催」から「食環境を整えるためのネットワークづくり」，そして「セルフヘルプ・グループや健康づくりのための仲間づくり」などがあげられる。

　このように，地域における公衆栄養活動は，つねに個人や地域の健康状態の向上を目的として行われるものであり，直接的な支援と間接的な支援を，つねに連動させながら活動を進めていくことが重要である（図1−1）。そして，その支援者となる管理栄養士には，①対象には個別性があり，②現場はつねに流動的であり，③同じ条件や同じ対象においても，同様の事象が再現されることは多くないことを理解し，④応用・創造力をもって，公衆栄養活動に取り組むことが求められている。

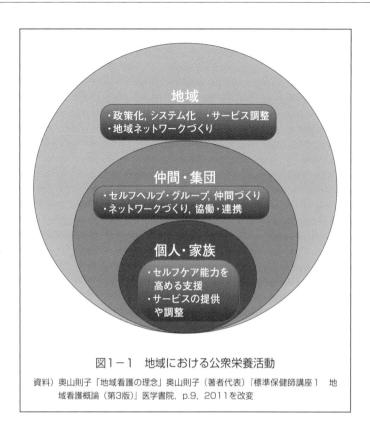

図1−1　地域における公衆栄養活動

資料）奥山則子「地域看護の理念」奥山則子（著者代表）『標準保健師講座1　地域看護概論（第3版）』医学書院, p.9, 2011を改変

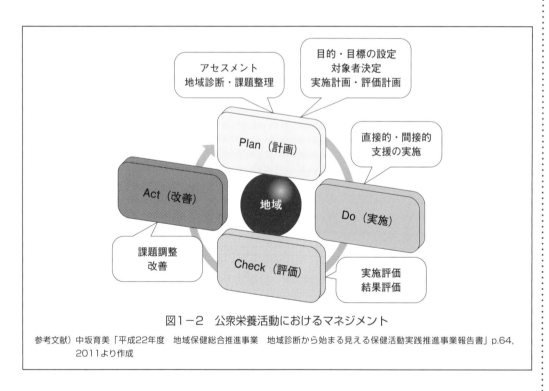

図1−2　公衆栄養活動におけるマネジメント

参考文献）中坂育美「平成22年度　地域保健総合推進事業　地域診断から始まる見える保健活動実践推進事業報告書」p.64, 2011より作成

② 社会生活での自立への支援・強化

　地域における公衆栄養活動は，生活を基盤にして行われるものであり，対象者自身が自分の食生活と健康の関係を認識し，主体的に問題をとらえ，自ら解決のために取り組めるように支援するものである。

　個人が主体的に健康づくりに対応できるようにすることが重要だが，個人だけで解決することは困難をともなうこともあるため，社会生活のなかで解決できるように援助する必要がある。

　また地域では，つねに家族をひとつの単位として考え，個人と家族の関係，さらには家族が生活している地域との関係を考えて活動する。そのため，支援を行う管理栄養士は，対象となる人を取り巻く家族や家庭環境だけでなく，地域の文化や習慣，さらには健康施策や保健事業など，地域の社会資源や政策についても把握しておく必要がある。

3 健康を指向する地域づくり

　健康や食生活の課題には，個人では対応できないことも多く存在し，ソーシャル・キャピタル*の醸成のために，地域社会を対象に，健康な生活に関する人々の意識・つながり・文化を育むような働きかけも行っている。

　地域の人々の関係性が希薄になっている現代社会では，①人々の関係性の構築を図り，②人々の参加を得，③地域の人々および関係者との協働による企画や施策を考えた活動により，地域全体の健康水準の向上がはかれるように公衆栄養活動を展開する必要がある。それは，人々が暮らしやすい地域環境づくりや，自分たちで問題解決できる力が身につくようなかかわりを考えたヘルスプロモーション活動だと言いかえることができる。

*ソーシャル・キャピタル
社会や地域コミュニティにおける人々の関係性やつながりは，組織の重要資源であるとする考え方で，社会的資本，社会関係資本と訳される。p.41参照。

4 環境に対応した支援体制の提案

　公衆栄養活動において，①地域の人々の健康・食生活への意識が変わり，②サポート体制ができるような人と人との関係づくりのための教育や学習の機会をつくり，③人々が主体的に自分たちの食生活のあり方を選ぶとともに，実践できるような支援が必要である。これは，公衆栄養活動が生き方の学習であり，生涯学習と結びついた人間形成を目指す取り組みとなることを示している。

　また，公衆栄養活動は，顕在化した栄養・健康問題の解決だけではなく，これから起こるであろうことが予測される潜在的な栄養・健康問題に対してもかかわるという特徴がある。そして，人々がその人らしく生活できるように，対象者の人権を守り，自由を尊重し，主体性を大切にしながら支援する活動であり，関係法制度や地域の社会資源を活用することが不可欠な活動でもある。

　健康な地域づくりの実現のためには，専門職や行政主導で実施されることなく，個人や組織がスキルと資源を使って，住民の真のニーズを実現するための地域の取り組み，エンパワメント**できることが重要となる。

**エンパワメント
Empowerment：「権限委譲」「自信を与えること」などの訳がある。個人や集団が潜在的に持っている力を引き出すことで，自らの意思決定により自発的に行動できるようにすること。公衆栄養の分野では「自己管理能力」と訳される。

2) 公衆栄養マネジメントの必要性

　マネジメントの目的は，組織の目標に沿って組織を運営することである。その役割は，組織の「目標・案件・プロセス」を管理することで，組織の目標を達成することである。

　公衆栄養活動に当てはめると，地域住民の生活の質（QOL）の向上を達成するために，住民および関係機関や組織が，地域診断に基づいた客観的な情報を元に課題を明らかにし，取り組むべき事業を体系化し，達成すべき目標とその手段・手順を明確にした活動を展開することと考えることができるであろう。

　公衆栄養活動を，場当たり的な活動ではなく，効率的・効果的に取り組むために，「目的・目標」を明確にした上で，長期展望に立ち，住民ニーズを把握しながら，関係機関の協力のもとで，継続的・計画的に推進するために，公衆栄養マネジメントが必要である。

② 公衆栄養マネジメントの過程

　公衆栄養活動のなかでも地域における公衆栄養活動においては，住民に対する直接的な健康づくりや食支援サービスなどの提供，および保健，医療，福祉などのサービスの総合的な調整が重要となる。

　地域における公衆栄養活動の主となる保健活動を効果的に展開するためには，PDCA（Plan-Do-Check-Act）サイクル手法を使って展開する（p.2，図1－2）。情報の収集・実態把握によって明らかにされた健康課題を解決するための「計画＝Plan」，計画を実施する「実施＝Do」，実施結果の「評価＝Check」，そして「改善＝Act」により次の活動への展開と，繰り返されている。このサイクルは，実施段階で得られた情報が，アセスメント情報として更新され，その結果が計画や実施および評価・改善の段階に影響を与えていくという循環である。また，この公衆栄養活動は，医療，福祉との連携および協働のもとで実施することが求められる。すなわち，行政栄養士のみならず，地域のあらゆる分野においての健康づくり，食育，介護支援などへの取り組みとの連携が求められている。

　なお，公衆栄養マネジメントは次の3つのレベルで実施される。

①　政策レベル：政策として設定された目標に対する体制づくり，優先順位づけ，実施目標に対するマネジメント
②　プログラムレベル：具体的取り組みの計画（実施計画を含む）に対するマネジメント
③　日常業務レベル：日常の業務計画に対するマネジメント

【参考文献】

1）厚生労働省健康局がん対策・健康増進課長「地域における行政栄養士による健康づくり及び栄養・食生活の改善の基本指針について」（健が発0329第4号），2013
2）酒井徹・由田克士編「公衆栄養学　2021年版　公衆栄養活動実践のための理論と展開」医歯薬出版，pp131-134，2021
3）標美奈子「標準保健師講座・1　公衆衛生看護学概論」医学書院，pp.2-6，24，108-109，2015
4）医薬基盤・健康・栄養研究所監修，吉池信男・林宏一編集「健康・栄養科学シリーズ　公衆栄養学　第7版」南江堂，pp187-189，2020
5）中坂育美「平成22年度　地域保健総合推進事業　地域診断から始まる見える保健活動実践推進事業報告書」，2011．http://www.jpha.or.jp/sub/pdf/menu04_2_10_all.pdf

2 公衆栄養プログラムの対象

・・・・・ 学習のポイント ・・・・・

❶公衆栄養活動の対象は，個人・家族単位から，地域・集団および組織まで広義となる。
❷対象のライフステージごとの課題を知り，継続的にみる。
❸集団は規模・目的・特徴により，さまざまなとらえ方や視点がある。

公衆栄養活動の対象は，すべての健康レベル・年齢層の人々である。生まれたばかりの赤ちゃんもいれば，病院から退院してきたばかりの人，自宅で介護を受けている人もいる。臨床栄養が個人を対象とする場合が多いことに対し，公衆栄養では個人・家族だけでなく，さまざまな組織および集団，地域を対象とする視点が求められる。

1 対象としての個人・家族

1 対象としての個人

(1) 法的根拠に基づいた個別支援の対象者

公衆栄養活動の対象のなかでも，法や制度で規定されている支援ニーズの高い個人から優先的に支援を行う（表2－1）。これらの対象者は，社会保障やハイリスク・アプローチ*の観点から，いずれも健康管理上，個別に疾病の栄養管理や療養生活上の支援が必要と考えられる。

(2) 健康レベルから見た対象者

健康レベルから見た対象者は，次の通りに区分できる。

・現在は健康状態に問題がなく，健康の保持・増進に努めるレベル

・何らかの健康問題が顕在化し，疾病の早期発見や治療が必要なレベル

・疾病や障害により，自立した生活が営めない状況にあるレベル

(3) 対象のとらえ方

表2－2に示すように，臨床栄養では，対象を「疾患・症状を中心」にとらえるのに対し，公衆栄養では，対象者が営む日々の食生活を全体的に観察し，「生活のしづらさ」としてとらえ，健康支援を行う。

このように，公衆栄養と臨床栄養では対象のとらえ方が異なるため，科学的アプローチの仕方も異なってくる。

(4) 対象者の把握

公衆栄養活動において，対象者を把握するときには，ライフステージや性差，社会経済格差などとともに，地域性や対象者の所属集団の特性を把握することが必要となる。そして，対象者個人の食嗜好やライフスタイル，考え方，行動の特性を理解する。つまり，対象者の一部分や一時

*ハイリスク・アプローチ
健康障害を引き起こすリスクの高い個人を対象に，特異的・優先的に予防策を講じること。ハイリスク・アプローチとは逆に，対象を限定せずに，地域や社会全体に働きかけ全体的なリスク改善を図る方法をポピュレーション・アプローチという。

表2-1　個別支援の対象者

法・制度	対象	内容
母子保健法	新生児	新生児に対して育児上必要があると認められた場合には，おもに助産師・保健師が家庭訪問して児の保護者に保健指導を行う。とくに，栄養摂取に関する支援が必要な場合は，管理栄養士も家庭訪問を行う。
	低出生体重児・未熟児	低出生体重児・未熟児に対して，療育支援のために，おもに助産師・保健師が家庭訪問して保健指導を行う。とくに，栄養摂取に関する支援が必要な場合は，管理栄養士も家庭訪問を行う。
	乳幼児	乳幼児に対して，管理栄養士が発育・発達に適した食事について相談や栄養指導を行う。
	妊産婦	妊産婦健診の結果，ハイリスクの妊婦を対象に，おもに保健師・助産師が家庭訪問し，保健指導を行う。とくに，栄養摂取に関する支援が必要な場合は，管理栄養士も家庭訪問を行う。
	障害児	とくに，重度心身障害児に対し保健師が家庭訪問し，療養指導を行う。また，とくに，栄養摂取に関する支援が必要な場合は，管理栄養士も家庭訪問を行う。
高齢者の医療の確保に関する法律	特定保健指導対象者	特定健康診査の結果，個別指導が必要と認められた人に対し，生活習慣予防を目的に，管理栄養士，保健師，医師が個別指導を行う。
介護保険法	要介護高齢者	要介護高齢者に対して，保健師，管理栄養士が地域での生活支援のために家庭訪問や相談を行う。
	低栄養高齢者	低栄養状態または低栄養状態のおそれのある高齢者に対し，管理栄養士が相談や家庭訪問を行い，低栄養改善の支援を行う。

表2-2　臨床栄養と公衆栄養

	臨床栄養	公衆栄養
対象	患者	生活者と関係機関
範囲	主に個人・家族	主に集団，地域
活動方法	栄養診断・治療・ケア	地域診断・予防・ケア・ケア体制整備
目標	治癒・軽快	生活のしやすさの維持・向上
関係性	治療・援助（リーダーシップ）	ともに歩む，支えてとして（パートナーシップ）
取り組み	教育的・訓練	相互援助・補完的

資料）平野かよ子編『地域特性に応じた保健活動－地域診断から活動計画・評価への協働した取り組み－』ライフ・サイエンス・センター，p140，2004を一部改変して，著者が作成

点だけをとらえて判断するのではなく，対象者の生活全体の経過をみながら経年的にアセスメントを行うのである。その際には，健診結果や保健師など他職種の支援記録などから家族状況を知るとともに，数年単位でのライフスタイルや健康状態などの変化を知ることも大切である。

　また，公衆栄養活動の対象者は，必ずしも自ら援助を求めてくるとは限らない。健康問題をかかえていながら，それを問題と認識していない人や，問題の解決を自分自身で行い，専門職に相談や支援を求めない人，子育てや離乳食などがうまくいかず悩んでいる保護者など，地域には，必要な援助をどこに求めればよいのかがわからない人々も多く存在している。このような潜在的な対象者を把握し，支援することが，公衆栄養活動では重要となる。

❷ 対象としての家族

　「家族」は，最小の社会集団の単位である。どのような時代に，どのような家族のなかで生まれ，育ったかということが，その人の生き方，生きるための力や生きようとする力，ほかの人々とのかかわり方などにも影響する。また，現在どのような家族のなかで生活しているかは，その人の健康や疾病にも大きな影響を与える。

　生活習慣病などに関係のある食生活を把握する際にも，家族構成や調理担当者がだれなのか，暮らし向きがどうなのか，などが大きく関係してくるので，家族をひとつの単位として考える。

(1) わが国の家族の現状

　それでは，現在のわが国における家族の状況を見てみよう。

　2019（令和元）年の国民生活基礎調査によると，「単独世帯」が全世帯の28.8％で最も多く，次いで「夫婦と未婚の子のみの世帯」が28.4％，「夫婦のみの世帯」が24.4％となっている。1世帯あたりの平均世帯人員は2.39人で，世帯規模の縮小傾向が続いている。世帯数の推移では，単独世帯と核家族世帯が増加傾向で，三世代世帯は縮小傾向にある（図2－1）。

　一方，家族のなかに65歳以上の高齢者のいる世帯は増加傾向で，全世帯の49.4％となっている。世帯構造をみると，「夫婦のみの世帯」が65歳以上の者のいる世帯の32.3％で最も多く，次いで「単独世帯」が28.8％，「親と未婚の子のみの世帯」が20.0％となっている。高齢者のいる世帯では，老々介護や認知介護など，介護にかかわる健康課題が深刻になっている。

　また，ひとり親と未婚の子のみの世帯（母子世帯・父子世帯）が増加の傾向を示している。児童虐待件数の増加要因のひとつとして，母子世帯などの子育ての孤立化や経済的な不安定さがあげられている。

(2) 家族と食事の関係

　少子高齢化と核家族化の進行により，一般的な家族の類型が変わり，食生活に対する方法や考え方にも変化がみられ，食文化を世代間で伝承する機会が失われつつある。また，少人数の家族のなかで，家族観や家庭生活も多様化してきている。このようなことから，毎日家族で食卓を囲み，一緒に食事をとりながらコミュニケーションを図ることがむずかしくなってきており，その傾向は年々高まっているようである（図2－2，図2－3）。

　家族と一緒に食事をする時間を作るのが難しい理由としては，「自分又は家族の仕事が忙しいから」をあげた人がほかのどの項目より高い割合となっている（図2－4）。ここから，仕事中心の社会のなかで，仕事を優先せざるを得ない状況が見えてくる。

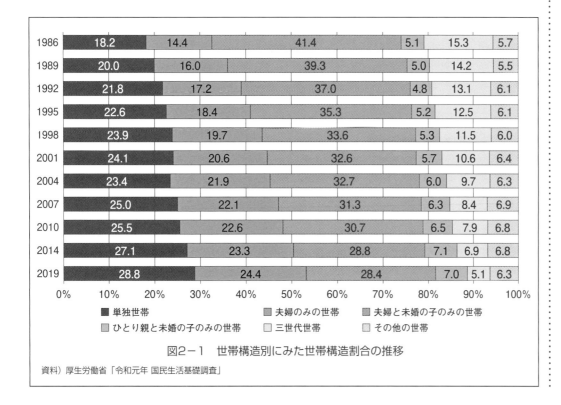

図2－1　世帯構造別にみた世帯構造割合の推移

資料）厚生労働省「令和元年 国民生活基礎調査」

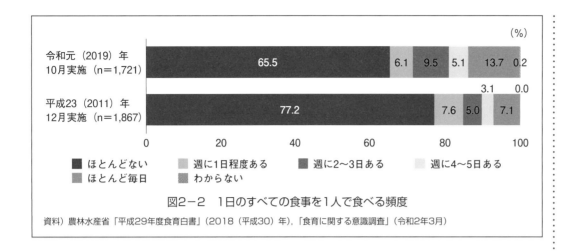

図2-2　1日のすべての食事を1人で食べる頻度

資料）農林水産省「平成29年度食育白書」(2018 (平成30) 年),「食育に関する意識調査」(令和2年3月)

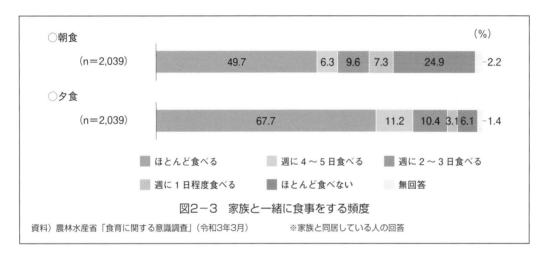

図2-3　家族と一緒に食事をする頻度

資料）農林水産省「食育に関する意識調査」(令和3年3月)　※家族と同居している人の回答

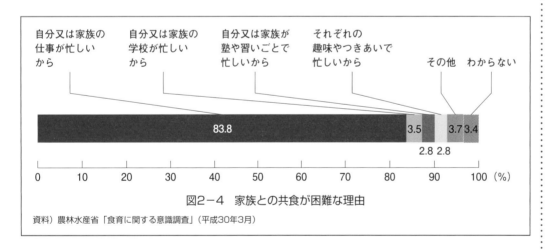

図2-4　家族との共食が困難な理由

資料）農林水産省「食育に関する意識調査」(平成30年3月)

(3) 生活水準と食事の関係

　生活水準が生活習慣に関係することも，国民健康・栄養調査によりわかっている。世帯の所得が，野菜摂取量，運動習慣，喫煙，歯の本数などの生活習慣の差に影響を及ぼしている（表2-3）。また，所得の違いにより「主食・主菜・副菜をそろえて食べる頻度」にも差がみられている（図2-5）。

表2-3　所得と生活習慣等の状況（20歳以上）

			① 200万円 未満	② 200万円以上 400万円未満	③ 400万円以上 600万円未満	④ 600万円 以上	① vs ④	② vs ④	③ vs ④
食生活	食塩摂取量の平均値	（男）	10.5g	10.9g	11.1g	11.2g	★		
		（女）	9.2g	9.3g	9.2g	9.3g			
	野菜摂取量の平均値	（男）	253.9g	271.2g	301.2g	296.6g	★	★	
		（女）	266.6g	264.4g	283.7g	278.5g			
運動	運動習慣のない者の割合	（男）	66.4%	70.6%	66.3%	61.7%			
		（女）	70.9%	76.5%	78.6%	63.1%			
喫煙	習慣的に喫煙している者の割合	（男）	34.3%	32.9%	29.4%	27.3%	★	★	
		（女）	13.7%	9.6%	6.6%	6.5%	★		
体型	肥満者の割合	（男）	30.0%	30.8%	31.9%	32.0%			
		（女）	18.5%	23.8%	28.1%	27.0%			
	やせの者の割合	（男）	4.8%	5.1%	2.7%	2.2%		★	
		（女）	9.0%	10.7%	11.4%	9.9%			
歯の本数	歯の本数20歯未満の者の割合	（男）	30.2%	24.0%	21.3%	18.9%	★	★	★
		（女）	29.8%	22.2%	16.6%	21.6%	★	★	

※世帯の所得額を当該世帯員に当てはめて解析
※★は600万円以上の世帯の世帯員と比較して，差のあった項目
資料）厚生労働省「国民健康・栄養調査」（2018（平成30）年）

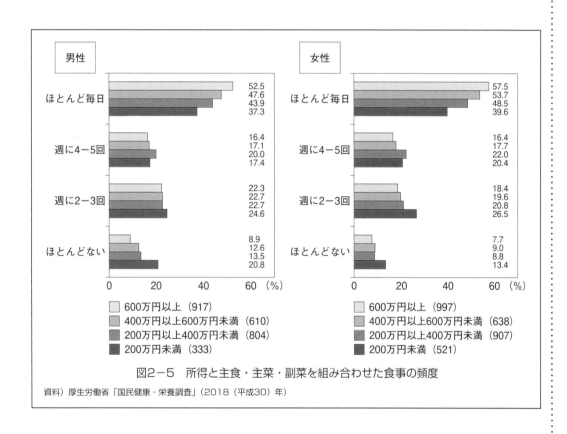

図2-5　所得と主食・主菜・副菜を組み合わせた食事の頻度
資料）厚生労働省「国民健康・栄養調査」（2018（平成30）年）

2 対象としての集団・組織・地域

1 対象としての集団

　地域のなかには，さまざまなレベルの集団がある。地域の健康課題解決のための対象集団は，目的集団，特定集団，および不特定集団に分類できる（表2-4）。

　公衆栄養活動では，個人で解決できない健康課題をもつ特定集団や，同じ課題をもつ特定集団，

表2-4 対象としての集団の区分

グループ（Group）	共通のものをもつ生物や物体の集まりです。共通の関係や利害をもつ人の小集団や**目的集団**と解釈できる。
アグリゲイト（Aggregate）	集合して塊をつくることです。人的・環境的な特性をもつ人びとの集まり・集団をさすので，**特定集団**と解釈できる。
マス（Mass）	形が一定しない大きな集まりのこと。明確な，または標準的な大きさが定まっていない多数人の集団をさすので，**不特定集団**と解釈できる。
ポピュレーション（Population）	調査対象とするサンプルを抽出する，もとの集団を意味する統計用語。特定の地域や国などに居住している人びとの集団をさすので，人口，母集団または住民集団と解釈できる。

同じ課題や目的をもって集まった目的集団を支援し，そのメンバーに共通する健康課題を解決するための活動を行う。

また，不特定集団を対象としたさまざまな健康イベントや健康・栄養教育も，集団を対象とした活動となる。

❷ 対象としての組織

「組織」とは，一定の共通目標を達成するために人為的につくられた団体で，構成する人びとが専門的な役割をもって，目標を達成するために行動する集団である。学校・協会・企業・労働組合などのほかに，地域組織・住民組織としての活動も対象となる。

公衆栄養活動における組織を対象とした働きかけには，次の2点がある。

・集団の組織化
・地域の健康課題を解決するために，既存のさまざまな組織・機関との連携をうながすこと

❸ 対象としての地域

公衆栄養活動の対象としての地域は，地方公共団体など行政上の地理的な範囲を示し，その地域に所属し，生活する人々とその人々を取り巻くさまざまな条件や状況といった環境をひとつのまとまりとして捉える。

集団・組織による活動は，健康課題の解決に効果的だが，こうした取り組みでも解決が難しい課題もある。そこで，関係機関の認識の変革や関係機関の更なる連携をうながしたり，住民によるサポート体制をつくったりすることで，地域のシステムや社会資源を整備することが重要となる。

なぜ，あらゆる社会資源とつながるネットワークづくりが必要かというと，地域の特性を生かしたまちづくりを住民との協働で進めるとともに，多様な住民ニーズに対応していくために，自分たちの力だけでなく，国，県，そのほかの自治体または民間などとの連携を常に意識し，より成果のあがる施策の構築と推進を模索していくことになるからである。

行政での対応が必要となる課題は，ひとつの事業や専門的な働きかけのみで解決するような事案ではないことから，地域の社会資源とつながり，協働で課題に対応していく必要がある。特に「食」に関しては，以下のような特徴があるため，そうした多様さに対応し，課題を解決していくには，あらゆる社会資源とつながるネットワークづくりを進めることが必要となる。

＜地域の食の特徴＞
・「食」は日々の暮らしの中にあるため，食生活が一人ひとりのライフステージやライフスタイルによって異なり実に多様化している
・食生活は常に社会的影響を受け，時代とともに変化する
・人々の食生活へのニーズはさまざまで，その人にとっての望ましい姿もさまざまである

・ものや情報があふれる社会では，食の大切さが認識されにくい

＜社会資源とは何か＞

　社会資源とは，利用者が福祉ニーズを満たしたり，問題解決のために利用することのできるさまざまな制度，施設，人・集団などの総称である。

　食に関する多様な課題に対応するために，かかわる社会資源の例としては以下のようなものがあげられる。

・人的資源：医師・看護師・助産師・歯科衛生士・理学療法士などの医療従事者，食生活改善推進員，社会福祉士，介護支援専門委員，児童福祉士，教師，保育士ほか

・施設：地域包括支援センター，病院・診療所，保健所，社会福祉施設（高齢者施設，介護施設，保育所など），子ども食堂，公民館ほか

・制度：訪問医療・介護サービス，地域包括ケアシステム，障害年金，生活保護，宅配サービス，学童保育ほか

　さらに最近では，持続可能な開発目標（SDGs）の理念を取り入れた地球環境への理解も求められている。自分たちの地域の社会資源を調べてみよう。

【参考文献】

1）厚生労働省健康局がん対策・健康増進課長「地域における行政栄養士による健康づくり及び栄養・食生活の改善の基本指針について（健が発0329第4号）」2013

2）厚生労働省健康局健康課栄養指導室「市町村栄養士の人材育成ビジョンを考えるために～自らの成長をベースにした人材育成で，組織における政策づくりの担い手を目指す～」2017

3）平野かよ子編「地域特性に応じた保健活動－地域診断から活動計画・評価への協働した取り組み－」ライフ・サイエンス・センター，p140，2004

4）厚生労働省「2019年国民生活基礎調査」

5）農林水産省「食育に関する意識調査（令和3年3月）」

6）厚生労働省「国民健康・栄養調査（令和元年)」

7）農林水産省「食育白書（令和3年)」

3 公衆栄養プログラムに関連する機関や組織の役割

• • • • 学習のポイント • • • •

❶行政機関の組織および業務と管理栄養士の役割を理解することができる
❷公衆栄養プログラムを実施する際の地域における関連機関や関連団体の活動内容を
理解し，連携方法について説明できる

　地域の実態に沿った公衆栄養プログラムを実施するためには，行政機関のみで対応できるもの
ではない。地域にある社会資源（人的資源・物的資源）それぞれの特徴を活かし，対象者のヘル
スプロモーション活動を支えていくことが重要である。

1 行政機関

　健康づくり施策と公衆栄養活動は，厚生労働省から都道府県の健康増進を担当する保健衛生主
管部を通して方針が通知され，保健所と保健センターで実施されている。しかし，健康づくりと
大きく関連する食育を担当する主管部は農林水産省が所管し，都道府県や市町村では保健衛生，
子育て支援，教育，福祉，農政，産業振興，環境保全など担当部署が多岐にわたる。そのため，
健康増進が他領域の施策と有機的かつ効果的に推進されるよう，食育推進にかかわる計画，健康
増進にかかわる計画の実施および評価などについて，関係部局と調和を図ることが重要である。

1 保健医療行政

　保健医療行政は，人々の幸福と健康にかかわる地域づくりであり，それを行う仕組みをいう。
　わが国の保健医療行政体系や施策について学び，国，都道府県，市町村などの役割を理解し，
保健所および市町村保健センターならびに関係機関との連携が必要になる。また，わが国の社会
保障制度（医療保険，年金保険，介護保険，雇用保険，労働者災害補償保険）の仕組みや，自治
体における保健医療福祉計画についての理解を深めるため，日頃から，社会の動きに関心を持つ
ことが必要である。

2 保健所

　保健所は，地域保健法第5条において規定されているもので，公衆衛生の向上および増進を図
るため，地域保健行政の中核として都道府県，政令指定都市，中核市，および特別区に設置され，
疾病の予防，健康増進，環境衛生など公衆衛生活動の中心機関として，地域住民の生活と健康に
きわめて重要な役割を担っている。
　また，保健所には，地域保健法施行令第5条で定める医師，歯科医師，獣医師，薬剤師，保健
師，管理栄養士などが配置され，技術的・専門的な業務や地域保健に関する調査研究や情報管理，
市町村への技術支援および研修などを行っている。

なお，保健所は，医療監視，医療機関の改廃の手続きや医師，保健師，管理栄養士などの免許申請受付の業務も行っている。

（1）保健所の形態と業務

①都道府県型保健所

　都道府県型保健所の業務は，従前は保健医療が中心であったが，近年は，保健医療に係る施策と社会福祉に係る施策との有機的な連携を図ることが求められるようになってきている。それを受けて都道府県型保健所は，その業務に関し，企画，調整，指導およびこれらに必要な事業を担うこととされている。すなわち，広域的な視点で地域の健康問題を査定し，健康課題への対応や健康を取り巻く環境の整備を行うことが求められている。

②市型保健所

　政令指定都市，中核市，政令市および特別区に設置されている保健所は，保健センターの機能をも併せもつ所もある。その場合，専門的・技術的な業務のほかに，健康増進，母子保健や高齢者保健，栄養改善など地域に密着したサービスを提供している。

（2）保健所栄養士の業務

　保健所における管理栄養士は，健康づくり担当部署（健康増進課・健康課など）を中心に配置されている場合が多く，地域保健法第6条に掲げられている主な業務としては，以下のようなものがある。

・栄養の改善及び食品衛生に関する事項

・母性及び乳幼児並びに老人の保健に関する事項

・治療方法が確立していない疾病その他特殊な疾病により長期に療養を必要とする者の保健に関する事項（難病対策）

・地域住民の健康の保持及び増進に関する事項

　また，同法第7条に掲げられているなかでは，主なものとして，以下のようなものがある。

・所管区域に係る地域保健に関する情報を収集し，管理し，活用すること

・所管区域に係る地域保健に関する調査及び研究を行うこと

　そのほか，関連業務として同法第6条関係では，以下のようなものがある。

・地域保健に関する思想の普及と向上に関する事項

・人口動態統計その他地域保健に係わる統計に関する事項（衛生統計）

・精神保健に関する事項

　さらに，厚生労働省健康局がん対策・健康増進課長通知（2013〈平成25〉年3月）「地域における行政栄養士による健康づくり及び栄養・食生活の改善の基本指針について」のなかで，行政栄養士が「健康日本21（第二次）」の推進を踏まえ，健康づくりや栄養・食生活の改善に取り組むための基本的な考え方とその具体的内容が，都道府県，保健所設置市および特別区，市町村の3つの区分に分けて示されている（表3－1）。また，健康増進法では，「専門的な知識および技術を必要とする栄養指導業務や特定給食施設の指導や助言を行うものとして，都道府県型保健所を設置する都道府県知事は，医師または管理栄養士を栄養指導員に命ずる」とされているが，実態としては主に管理栄養士が任命され，業務にあたっている。

③ 市町村（市町村保健センター）

（1）市町村（市町村保健センター）の形態と業務

　対人保健サービスの実施機関が，保健所から市町村に移行されている。多くの市町村では，保健サービスを提供する場として市町村保健センターを設置している。

　市町村保健センターは，地域保健法第18条において「市町村は市町村保健センターを設置す

表3-1　地域における行政栄養士による健康づくり及び栄養・食生活の改善の基本指針

都道府県	保健所設置市及び特別区	市町村
（1）組織体制の整備		
（2）健康・栄養課題の明確化とPDCAサイクルに基づく施策の推進		
（3）生活習慣病の発症予防と重症化予防の徹底のための施策の推進		
（4）社会生活を自立的に営むために必要な機能の維持及び向上のための施策の推進		
市町村の状況の差に関する情報の収集・整理，還元する仕組みづくり	①次世代の健康 ②高齢者の健康	①次世代の健康 ②高齢者の健康
（5）食を通じた社会環境の整備の促進		
①特定給食施設における栄養管理状況の把握及び評価に基づく指導・支援	①特定給食施設における栄養管理状況の把握及び評価に基づく指導・支援	
②飲食店によるヘルシーメニューの提供等の促進	②飲食店によるヘルシーメニューの提供等の促進	
③地域の栄養ケア等の拠点の整備		
④保健，医療，福祉及び介護領域における管理栄養士・栄養士の育成	③保健，医療，福祉及び介護領域における管理栄養士・栄養士の育成	①保健，医療，福祉及び介護領域における管理栄養士・栄養士の育成
⑤健康増進に資する食に関する多領域の施策の推進	④食育推進のネットワーク構築	②食育推進のネットワーク構築
⑥健康危機管理への対応	⑤健康危機管理への対応	③健康危機管理への対応

ることができる」と規定され，その業務は「住民に対し，健康相談，保健指導及び健康診査その他地域保健に必要な事業を行う事を目的とする施設とする」と定義されている。

　市町村保健センターでは，健康増進法，母子保健法，高齢者の医療の確保に関する法律，食育基本法などに基づいた事業が展開され，母子・成人・高齢者・障害者など広範囲な対象に地域に密着した対人保健サービスを提供している。

　主な業務内容としては母子保健，成人保健，高齢者保健，精神保健がある。

(2) 市町村管理栄養士の業務内容

　市町村保健センターの業務内容のなかで，行政栄養士が主にかかわっている事業としては，以下のようなものがある。

・母子保健：妊産婦，乳幼児から思春期までの食生活を通した健康づくり

・成人保健：特定健診・特定保健指導の結果を踏まえた生活習慣病予防および重症化予防のための健康教育

・高齢者保健：生活習慣病予防および介護予防のための健康教育

・精神保健：社会復帰の支援

　これらをまとめたものが表3-2になるが，事業を実施するためには，当該市町村の地域の現状を把握して，対象者のニーズにあったきめ細かい各ライフステージにおける栄養教育，および栄養改善・健康増進施策の策定などが求められる。

　このため，市町村管理栄養士・栄養士は，保健所と情報を共有し，地域の現状を把握したうえで，地域にある幼稚園・学校などの教育分野，保育所・高齢者施設などの福祉・介護分野，病院や診療所などの医療分野に配置されている管理栄養士・栄養士および医師，保健師，看護師，健康運動指導士，理学療法士，栄養教諭，養護教諭などの専門職と連携して，地域住民の健康増進を推進することが必要となる。

表3-2 市町村（保健センター）管理栄養士・栄養士の業務内容例

対象事業別	事業内容	内 容
母子保健	妊婦教室	望ましい食生活について
	乳幼児健診時の相談・指導	成長発育に関する食関係相談
	離乳食相談・離乳食教室	離乳食に関する指導・相談
	幼児食相談・幼児食教室	幼児食に関する指導・相談
成人保健	健康相談・健康教室	生活習慣病予防，疾病予防教室（食・栄養部分担当）
	保健指導・特定保健指導	行動変容に関する指導
	食生活改善推進員養成事業	ボランティア養成・育成
	健康づくり普及啓発	健康まつり等の栄養・食生活の部分を担当
	健康日本21地方計画の推進	栄養・食生活の部分を担当
	食育推進計画の推進	栄養・食生活の部分を担当
高齢者保健	健康相談・健康教室	生活習慣病予防，疾病予防
	介護予防教室	寝たきり予防，骨粗鬆症予防等栄養食生活部分を担当
精神保健	デイケア教室	食に関する自立支援
その他	管理栄養士・栄養士の育成・ネットワーク化	研修，ネットワーク化
	健康危機管理への対応	食品衛生，災害時の対応等食に関しての普及啓発

2 医療・福祉・介護関連機関や組織

わが国の社会保障制度では，現在，少子高齢化の進展，女性の社会進出による家庭機能の変化，障害者の自立と社会参加の進展などにともない，社会福祉に対する国民の意識も大きく変化し，限られた者に対する保護・救済にとどまらず，国民全体を対象として，その生活の安定を支える役割を果たしていくことが求められている。

とくに社会福祉施設を利用する者は社会的弱者*が多く，健康問題も生じやすい傾向があるため，これらの施設は行政，医療，学校などの場と連携して，対象者の身体状況に応じた適切な栄養管理と，知識・理解度・生活状況に応じた具体的な健康教育が展開されることが望まれる。

医療・福祉・介護機関の設置や管理栄養士・栄養士の配置などについては，法律や要綱などにより定められている。

行政機関の福祉部局では，管理栄養士・栄養士は，主として児童福祉担当部署および高齢者担当部署に配置されている。管理栄養士・栄養士の役割としては，行政区内の福祉施設入所者の健康・栄養状況を把握し，管内の保健所管理栄養士と連携して，適正な食事の提供の指導および職員の資質の向上を図る必要がある。

施設の管理栄養士・栄養士は，行政栄養士の支援を受けて施設の職員と連携し，入所者に対し，将来にわたって健康でいきいきと暮らせる栄養・食生活と健康づくりのための食育の推進を行っていくとともに，入所者の家族および地域住民に対しての指導も望まれる。

1 医療機関

医療機関とは，医療を提供する施設のことであり，病院，診療所などを指す。医療法に基づき病床数100以上の一般病院では栄養士，特定機能病院では管理栄養士の配置が規定されている。医療機関の管理栄養士・栄養士の業務は，患者一人ひとりの病状にあわせ，食事の提供や栄養指導を通して栄養管理を行うことである。医療チームの一員として治療に貢献することである。

「健康増進法」により管理栄養士を置かなければならない特定給食施設は，健康増進法施行規則第7条一号の施設と同条二号の施設に区分される。一号施設は，医学的管理を必要とする者に食事を供給する特定給食施設で，継続的に1回300食以上または1日750食以上の食事を供給す

*社会的弱者
雇用・就学の機会や性別の違い，あるいは疾患などによって，所得・身体能力・発言力などが制限され，社会的に不利な立場にある人。高齢者・障害者・児童・女性・性的マイノリティー・失業者・貧困層などが社会的弱者となり得る。

るものであり，二号施設は，管理栄養士による特別な栄養管理を必要とする特定給食施設で，継続的に１回500食以上または１日1,500食以上の食事を供給するものである。栄養管理については，同施行規則第９条に基づき実施している。

栄養管理では，医療保険診療報酬において特定機能病院の病棟と回復期リハビリテーション病棟に管理栄養士の配置が示されている。また，周術期に医師と連携して栄養管理を行うことが勧められている。地域包括ケアシステム構築に向けた取り組みとして，包括的な医療への栄養管理の提供が重要とされ，管理栄養士による在宅支援も進められている。

2 福祉機関

福祉機関には，福祉事務所，児童相談所，知的障害者更生相談所，社会福祉協議会，児童福祉施設などがある。

児童相談所の設置者は都道府県（政令指定都市を含む）であり，市町村への援助，相談，一時保護，措置機能がある。近年子どもに対する虐待が増加しているが，各関係機関が連携しながら早期発見ならびに効果的な対応を図ることが極めて重要である。

福祉事務所その他関係行政機関の業務に協力することとなっている民生委員は，民生委員法第４条の規定に基づき，市町村の民生委員推薦会に基づき都道府県知事の推薦によって厚生労働大臣から委嘱され，各市町村に配置される。その職務は，要援護者に対する相談・援助や福祉サービスなどの情報提供，社会福祉事業者と密接に連携しその事業や活動を支援することなどである。また，民生委員は，児童福祉法第16条の規定に基づき，児童委員に充てられている。児童委員は，児童および妊産婦の保護，保健その他福祉サービスの情報提供，援助，指導を行っている。

(1) 社会福祉協議会

社会福祉協議会は，民間の社会福祉活動を推進することを目的とした組織で，「社協」の略称で知られている。1951（昭和26）年に制定された社会福祉事業法（現在の「社会福祉法」）に基づき，設置されている。

社会福祉協議会は，それぞれの都道府県，市区町村で，地域に暮らす人々のほか，民生委員・児童委員，社会福祉施設・社会福祉法人などの社会福祉関係者，保健・医療・教育など関係機関の参加・協力のもと，地域の人びとが住み慣れたまちで安心して生活することのできる「福祉のまちづくり」の実現をめざしたさまざまな活動を行っている。各種の福祉サービスや相談活動，ボランティアや市民活動の支援，共同募金運動への協力など，全国的な取り組みから地域の特性に応じた活動まで，さまざまな場面で地域の福祉増進に取り組んでいる。住民に，もっとも身近な地域で活動しているのが市区町村社会福祉協議会である。高齢者や障害者の在宅生活を支援するために，訪問介護や配食サービスをはじめ，デイサービスなどさまざまな福祉サービスを行っているほか，多様な福祉ニーズに応えるため，地域の特性を踏まえ創意工夫をこらした独自の事業に取り組んでいる。

都道府県社会福祉協議会は，各市町村の社会福祉協議会の指導や支援，監督，福祉専門職の養成，福祉サービスの振興・評価などを主な事業としている。また，経済的な支援を必要とする人々に対して，生活や就業などに必要な資金（生活福祉資金）の低利貸し付けを行っている。

都道府県社会福祉協議会の連合会として，全国社会福祉協議会が設置されている。

(2) 児童福祉施設

児童福祉の目的は児童福祉法の基本的な理念である「児童の健全育成」にあり，その目的のために，国や地方公共団体が協力して各種施策を実施する必要がある。

子どもや家庭に直接かかわり，その問題を処理する中枢的な機関として，児童相談所，福祉事務所がある。また，これらの機関で相談を受けつけ，必要な検査を行って診断，判定し，適切な

表3-3　児童福祉施設

施設の種類	根拠法令	栄養士配置条件
乳児院	児童福祉法	乳児10人以上の施設は必置 （厚生労働省「児童福祉施設の設備及び運営に関する基準」）
児童養護施設		児童41人以上の施設は必置 （厚生労働省「児童福祉施設の設備及び運営に関する基準」）
児童心理治療施設*1		（厚生労働省「児童福祉施設の設備及び運営に関する基準」）
児童自立支援施設		児童41人以上の施設は必置 （厚生労働省「児童福祉施設の設備及び運営に関する基準」）
障害児入所施設*2 （福祉型，医療型）	児童福祉法 （医療型は医療法も含む）	・福祉型：児童41人以上の施設は必置 　（厚生労働省「児童福祉施設の設備及び運営に関する基準」） ・医療型：「医療法」の規定に従う。 　従って，病床100床以上は必置。 　（厚生労働省「児童福祉施設の設備及び運営に関する基準」）
児童発達 支援センター*2 （福祉型，医療型）		・福祉型：児童41人以上の施設は必置 　（厚生労働省「児童福祉施設の設備及び運営に関する基準」） ・医療型：「医療法」の規定に従う。 　従って，病床100床以上は必置。 　（厚生労働省「児童福祉施設の設備及び運営に関する基準」）

*1　平成29年の「児童福祉法」改正に伴い，「情緒障害児短期治療施設」から名称変更された。
*2　平成24年に障害種別で分かれていた児童福祉施設が見直され，知的障害児施設，盲ろうあ児施設，知的障害児施設，肢体不自由児施設，重症心身障害児施設が障害児入所施設，児童発達支援センターに一元化された。

支援を講じている。その結果，必要に応じて，児童福祉施設への通所・入所などにより保育，養護がなされている。

　施設の管理栄養士・栄養士は，食事の提供を通して健康管理を行うが，あわせて，教育機関と連携して食や健康に関する指導を行い，将来の健康づくりへの知識と行動変容への支援が重要となる。また，地域住民や入所者の家族などへの食を通した健康づくりの支援も望まれている。

　なお，児童福祉施設において栄養士（管理栄養士）の配置基準は表3-3のとおりである。

①認定こども園

　認定こども園は，幼稚園と保育園の両方の機能の良さをあわせ持ち，教育・保育を一体的に行う施設である。0歳から就学前の子どもまで，保護者が働いている・いないにかかわらず利用でき，預かり時間が長いことが特徴である。待機児童問題の解消を目指している。

②保育所

　保育所は，子どもにとっては家庭と同様に「生活する場」であり，保育所での食事は，心身両面からの成長に大きな役割を担っている。このため，2008（平成20）年改定の「保育所保育指針」（平成20年厚生労働省告示第141号）以降，2017（平成29）年改正の「保育所保育指針」でも，保育所での食事を食育の推進と位置付け，施設長のリーダーシップのもとに保育所の独自性，地域性を生かしながら，食育に取り組むよう求めている。また，「食育基本法」（平成17年法律第63号）に基づき，2011（平成23）年3月に過去5年間の食育の推進の成果と課題を踏まえて，「第2次食育推進基本計画」が策定された。このなかで保育所では，乳幼児の発育および発達の過程に応じて計画的な食事の提供や食育の実施に努めるとともに食にかかわる環境へ配慮すること，2004（平成16）年に公表した「保育所における食育に関する指針」の普及を図り，その活用を促進すること，保育所資源を活かして地域と連携しながら在宅子育て家庭への支援に努めることが挙げられている。保育所の食事の提供の形態は，自園調理が中心であるが，外部委託や外部搬入など多様化している。外部搬入の理由としては，コスト削減，準備の軽減，施設の老朽化，給食メニューの多様化を図る，などが挙げられる。

　乳幼児期は「食を営む力」の基礎を培い，それをさらに発展させて「生きる力」につなげるための重要な時期で，周囲の人と関係しながら食を通じて経験したさまざまなことが，体だけでなく心の健やかな成長・発達にも大きな影響を与える。そして，現在の心身の成長・発達に影響す

表3-4　認定こども園，保育所，幼稚園の違い

	認定こども園	保育所	幼稚園
管轄省庁	内閣府	厚生労働省	文部科学省
施設の位置づけ	園により異なる	児童福祉施設	教育施設
利用できる年齢	0歳〜就学前	0歳〜就学前	3歳〜就学前
利用できる認定区分	1・2・3号認定	2・3号認定	制限なし
標準的な保育時間	4〜11時間	8〜11時間	4時間
保育料	世帯収入などに応じて自治体が定めた金額	世帯収入などに応じて自治体が定めた金額	園により異なる
保育者の資格	保育教諭，保育士，幼稚園教諭	保育士	幼稚園教諭
給食の提供	義務	義務	任意

1号：満3歳以上〜就学前まで（2号を除く）
2号：満3歳以上で保護者の就労や疾病などの理由により，保育を必要とする場合
3号：満3歳未満で保護者の就労や疾病などの理由により，保育を必要とする場合

ることに加えて，味覚や食嗜好の基礎も培われ，それらはその後の食習慣にも影響を与えていく。そのため，この時期の食生活や栄養については，生涯を通じた健康，とくに生活習慣病予防という長期的な視点からも考える必要がある。近年は子どもの様子や乳幼児の保護者の「食」に対する考え方や意識も変化し，家族の生活時間帯の夜型化や食事に対する価値観の多様化などにより，食事を共にする（共食）機会の減少，おやつの与え方への配慮不足，偏食，生活習慣病の若年化などさまざまな問題がある。

　栄養士は，調理員とは異なり，保育所においては必置義務のない職種である。そのため，栄養士が配置されていない保育所，また，配置されていたとしても調理員との役割分担が不明確である保育所も見られる。しかし，食育の推進にあたり，各保育所が創意工夫をこらし，質の高い食事を提供するためには，栄養士の配置が必要となる。また，保育の一環として食育を推進する上でも，保育者と調理員だけでは十分とはいえず，専門職としての栄養士の存在が求められる。そのため，「保育所保育指針解説」では，健康および安全にかかわる専門的な技能を有する職員として栄養士をあげ，その役割を食育の計画・実践・評価，授乳，離乳食を含めた食事・間食の提供と栄養管理，子どもの栄養状態，食生活の状況の観察および保護者からの栄養・食生活に関する相談・助言，病児・病後児保育，障害のある子ども，食物アレルギーのある子どもの保育における食事の提供および食生活に関する指導・相談，食事の提供および食育の実践における職員への栄養学的助言などとしている。

　認定こども園，保育所，幼稚園の管轄省庁，利用可能の年齢，給食の提供などの違いを表3-4に示す。

（3）高齢者福祉施設

　高齢化や核家族化の進展により，高齢単身世帯および高齢夫婦のみの世帯の増加に伴い，要支援者・要介護者も年々増加しており，とくに一人暮らしの高齢者が増加傾向にあることから，孤立化の防止や身近な生活支援など地域での見守り活動などを進める必要がある。

　住み慣れた地域で安心して暮らすために在宅福祉サービスがあり，高齢者に対しては介護保険法に基づき，また障害者に対しては障害者総合支援法に基づいて，それぞれサービスを提供する。

　在宅福祉のためのサービスは，地方公共団体のほか，社会福祉法人，ボランティア団体などが提供している。また，地域社会の住民が会員制で支援する方法（住民参加型在宅福祉）も活用されている。

　在宅福祉サービスの内容は，配食，寝具類の洗濯，訪問介護，緊急通報，外出支援，家族介護用品の支給，ショートステイ，車椅子移送車両の貸出など，多様である。費用については，一部を自己負担する場合が多い。また，介護保険の対象となる場合もある。

老人福祉法では，「心身の健康の保持及び生活の安定のために必要な措置をもって老人の福祉を図る」ことを目的として，健康などの問題がある高齢者を，老人福祉施設などにおいて養護している。これらの施設では，管理栄養士・栄養士は施設の職員と連携して，対象者に応じた適切な食事の提供と介護および健康管理を行う必要がある。

また施設においては，入所者のみでなく，地域住民や入所者の家族などへの食を通した健康づくりへの支援が望まれる。

なお，老人福祉施設において栄養士（管理栄養士）を置くべき施設（必置施設）・配置基準は以下のとおりである。

・特別養護老人ホーム：栄養士1人以上（入所定員40人を超えない場合は，ほかの福祉施設の栄養士と連携を図ることができれば，栄養士を置かなくてもよい）

・養護老人ホーム：栄養士1人以上（特養に併設する入所定員50人未満の場合，特養の栄養士との連携を図ることにより効果的な運営が期待でき，入所者の処遇に支障がない場合，栄養士を置かなくてもよい）

・軽費老人ホーム：栄養士1人以上（入所定員40人を超えない場合は，ほかの福祉施設の栄養士と連携を図ることができれば，栄養士を置かなくてもよい）

・都市型経費老人ホーム：栄養士1人以上（入所者に提供するサービスに支障がない場合は，栄養士を置かなくてもよい）

3 介護関連機関

介護関連機関には，福祉事務所，地域包括支援センター，介護保険施設（介護老人福祉施設，介護老人保健施設，介護療養型医療施設）などがある。

(1) 居宅サービス

居宅サービスとは，要介護度1〜5の人が自宅を中心に利用するサービスである。自宅で利用するサービスのほかに，「通所サービス（通所介護（ディサービス），通所リハビリテーション）」「短期入所サービス（ショートステイ）」など，さまざまな種類のサービスが利用できる。

居宅介護支援は，利用者が自宅で自立した日常生活が送れるよう，ケアマネージャー（介護支援専門員）が心身の状況や置かれている環境，希望に応じて，適切なサービスを利用できるよう，介護の計画書であるケアプランの作成や見直しをするサービスである。ケアプランの作成および相談は自己負担なく，全額を介護保険で負担する。

訪問介護（ホームヘルプサービス）は，ホームヘルパーが居宅を訪問し，身体介護や生活支援を行う。また，日常生活の支援として，食事，入浴，排せつの介助，衣類やシーツ交換などの身体介護と住居の掃除，洗濯，買い物，食事の準備，調理などの生活援助がある。このほか，入浴の介助を受ける訪問入浴介護と，通院が困難な人に対し理学療法士，作業療法士，言語聴覚士が訪問しリハビリを行う訪問リハビリテーションがある。

介護報酬では，通所・居宅サービス利用者に対し管理栄養士が栄養ケア計画書を作成し介入することが示されている。

(2) 施設サービス

施設サービスとは，介護保険施設に入居して受けられる介護サービスである。介護保険施設には，「介護老人福祉施設（特別養護老人ホーム）」「介護老人保健施設」「介護療養型医療施設」「介護医療院」の4つがあり，必要とする介護の内容により入所できる施設が違う。

・介護老人福祉施設は，要介護者のための生活施設で，栄養士または管理栄養士1人以上（入所定員40人未満の場合，ほかの社会福祉施設の栄養士との連携により効果的な運営ができ，入所者の処遇に支障がない場合は，置かなくてもよい）。

・介護老人保健施設は，要介護者にリハビリなどを提供し，在宅復帰を目指す施設で，入所定員100人以上の場合，栄養士または管理栄養士は1人以上。

・介護療養型医療施設は，病院・診療所の病床のうち，長期療養を必要とする要介護者に対し，医学的管理のもと行われる介護，必要な医療などを提供する施設で，医療法に規定する療養病床を有する病院として必要とされる数以上（100床以上の場合は栄養士または管理栄養士は1人）。なお介護療養型医療施設は2023（令和5）年度末で完全廃止が決定している。

・介護医療院とは，長期的な医療と介護の両方を必要とする高齢者を対象に，「日常的な医学管理」や「見取やターミナルケア」などの医療機能と，「生活施設」としての機能を提供できる施設で，定員100人以上で栄養士または管理栄養士1人以上。

(3) 介護予防サービス

要支援1・2の人が対象の介護予防サービスとして，医師，歯科医師，薬剤師，管理栄養士などに訪問してもらい，療養上の管理・指導を受ける介護予防居宅療養管理指導と，看護師などに訪問してもらい，介護予防を目的とした療養上の支援や必要な診療の補助を受ける介護予防訪問指導がある。

介護老人保健施設や病院・診療所で介護予防を目的とした生活機能の維持向上のための機能訓練などを日帰りで受けられる介護予防通所リハビリテーションがある。

また，短期間施設に泊まり生活機能の維持向上のための機能訓練が受けられる，介護予防短期入所生活介護と介護予防短期入所療養介護もある。

地域においては，高齢者の介護予防は，地域支援事業として市町村栄養士が栄養・食事面の業務を担当している。そのため，地域の高齢者の施設入所後の栄養・食事管理は，地域包括支援センターや施設の管理栄養士・栄養士と連携した持続性のある対応をする必要がある。

(4) 地域包括支援センター

地域包括支援センターは，「地域住民の心身の健康の保持および生活の安定のために必要な援助を行うことにより，その保健医療の向上および福祉の増進を包括的に支援することを目的とする施設」である。高齢者が住み慣れた地域で安心して暮らして行けるように，必要な援助・支援を行う総合相談窓口で，主任ケアマネージャー，保健師，社会福祉士などの専門職がさまざまな機関と連携をとりながら，高齢者本人と家族の尊厳ある暮らしを守り，支える。各市町村から委託された社会福祉法人，社会福祉協議会，民間企業，NPOなどが運営している（p.25「5．地域包括ケアシステム」を参照）。

(5) 地域支援事業

地域支援事業は，被保険者が要介護状態または要支援状態となることを予防し，社会に参加しつつ，地域において自立した日常生活を営むことができるよう支援することを目的としている。2006（平成18）年に「地域支援事業実施要綱」が定められ，地域ケア会議の開催が規定されている。地域包括支援センターでは地域ケア個別会議が開催され，会議の構成員である医療・介護の専門職などとして管理栄養士も参加している。

①事業構成および事業内容

介護予防・日常生活支援総合事業（以下「総合事業」という）は，高齢者の介護予防と自立した日常生活の支援を目的とした事業で，介護予防・生活支援サービス事業と一般介護予防事業の2つで構成され，地域の実情に応じた「介護予防」と「生活支援」を目的としたサービスがある。

「総合事業」の実施主体は，市町村であり，保健所その他の関係行政機関，医師会，歯科医師会，保健医療関係団体，介護関係事業者その他地域住民などの協力を得て実施される。

3 教育機関

1 教育行政

　教育機関の行政の流れとしては，文部科学省からの方針は，都道府県教育委員会，都道府県教育事務所を経由して，市町村教育委員会から学校現場へ通知され，教育・指導が行われる。

　教育委員会には，小学校・中学校・高等学校など学齢ごとに学習する学校教育施設と，図書館，公民館や生涯学習センターなど不特定多数が利用する社会教育施設があり，それぞれの特徴を理解した連携を進めていくことが必要である。

2 学校保健

　学校保健は，幼児・児童・生徒・学生・教職員を対象として，健康の保持増進を図ることを目的とした活動であり，文部科学省設置法第4条において「学校における保健教育及び保健管理をいう」と定められている。

　各学校には，学校保健委員会が組織されており，校長，養護教諭などの教職員，学校医，学校歯科医，学校薬剤師などで構成されているが，食生活支援として行政の管理栄養士が構成員となっている教育機関もある。

　朝食欠食，主食・主菜・副菜の組合せのバランスが欠けている食事内容，間食が多いなど，思春期，成長期における食生活の問題の解決のため，また将来の生活習慣病予防に向けて，関係機関と対策を図る必要がある。

（1）保健教育

　保健教育には，「保健学習」と「保健指導」とがある。

①保健学習

　保健学習は，児童・生徒が，生涯を通じてみずからの健康を管理し，改善していくことができるような資質や能力の基礎を培うための学習である。教科としては，小学校では体育科・総合学習において，中学校・高等学校では保健体育において学習指導要領で規定された内容と時間に基づいて指導される。

②保健指導

　保健指導は，社会環境や生活環境が変化する現代社会において，みずからの健康に関する日常の具体的問題に対応するための実践的能力や態度の育成を目指して行われるものである。これは，特別活動などの教科以外での指導の場と個別指導などがあてはまる。

　また，児童・生徒の健康維持・増進のために，保健教育と連携を図りながら，性・エイズ教育，喫煙，飲酒に対する防止教育，歯科保健活動，がん教育など，さまざまな疾病の予防や望ましい生活習慣のための健康教育が行われている。

（2）保健管理

　保健管理は学校保健安全法に基づいた活動で，①学校環境衛生，②健康診断，③健康相談，④感染症予防があげられる。具体的には，学校の環境衛生状態や健康的な学習環境，学校における健康診断を通して個人および集団の健康問題を把握すること，感染症疾患の管理などを行っている。

（3）学校給食と食に関する指導

　近年，食生活の多様化が進み，偏った栄養摂取などによる食生活の乱れや肥満・痩身傾向の子どもたちの増加傾向がみられるため，子どもたちの食に関する正しい知識の習得と望ましい食習

表3-5　栄養教諭の職務

（1）食に関する指導
①肥満，偏食，食物アレルギーなどの児童生徒に対する個別指導を行う
②学級活動，教科，学校行事等の時間に，学級担任と連携して，集団的な食に関する指導を行う
③他の教員や家庭・地域と連携した食に関する指導を推進するための連絡・調整を行う
（2）学校給食の管理
栄養管理，衛生管理，検食，物資管理等

資料）文部科学省「栄養教諭制度の概要」文部科学省HPより

慣の形成を図る必要がある。「食育基本法」（2005〈平成17〉年）の施行に基づく「食育推進基本計画」（現在は，第4次食育推進基本計画）の策定により，学校においても食育を推進する取り組みが進められている。

　また，これまで学校栄養職員が担ってきた学校給食管理に加え，食に関する指導もその主たる業務とする栄養教諭の配置が開始され（2005〈平成17〉年），各都道府県において，その配置が着実に進んでいる。

　栄養教諭の職務としては表3-5の通り，「食に関する指導」と「学校給食の管理」とがあり，この二者を一体のものとして行うことにより，教育上の高い相乗効果をもたらすことができるものと考えられている。

　そのため各学校においては，栄養教諭を中心として食に関する指導に係る全体計画を作成し，その指導の実践に向けて学校の教職員と連携することで，体系的・継続的な学校全体の取り組みとなることが期待されている。

（4）公衆栄養活動と学校保健との連携

　食に関する知識や実践は，学校において基本的な指導がなされても継続的な実践がなければ，子どもの望ましい習慣とはなり得ない。児童・生徒は地域の住民でもあるため，学校は，学校教職員のみの体制ではなく，保健所・保健センターや地域で活動している人的資源（学校医，保健センター保健師・行政栄養士，公民館職員・スポーツ指導者など）で連携した「健康教育」「食に関する指導」を推進することで，さらに効果的な結果が生じるものと考えられる。そのため，栄養教諭をはじめ学校教職員および関係者は，児童・生徒への指導のみでなく，子どもを通じて各家庭に対する健康教育を行うとともに，保健所・保健センターと連携して，学校，地域の行事などを通じて地域全体の「健康教育」「食に関する指導」を行うことが必要である。

③ 社会教育

　社会教育とは，社会教育法第2条において「学校の教育課程として行われる教育活動を除き，主として青少年及び成人に対して行われる組織的な教育活動（体育及びレクリエーションの活動を含む。）」とされている。身近な例として，公民館，図書館，体育館，児童館，美術館，博物館などが社会教育施設にあげられ，これらの施設には，住民が自主的・自発的に学習活動を行うにあたり，必要な条件を整備し，学習活動を支援・援助して，生涯学習を振興するよう努めることが求められている。

　従来から生涯学習の場として「公民館」がこのような役割を担ってきたが，近年では，家庭教育の向上のための場としても重要視されている。このため，行政栄養士としても，他職種と連携しながら，健康づくりの学びの場として，また，食育推進事業の場として，地域住民の実際の生活に主眼を置きながら，講座や講習会，集会などの主催事業の実施，他団体や機関とのネットワークの形成などを通して，子ども期，青年期，成人期，高齢期のそれぞれのライフステージにある地域住民の学習を支援していくことが大切である。

また，学校施設などを活用した文化講座，通信教育，家庭講座など，多種多彩な講座が開設されている。これらの講座のなかには栄養・食生活にかかわる講座も多いため，行政の働きかけで主催者，講師などとの連携を図り，健康づくりの視点を加えることも重要である。

行政の管理栄養士が教育委員会の社会教育主事と連携し，食体験の「通学合宿」などを計画し，食事の計画書作り，食材の買物から調理支援などを行う食育教室も行われている。

4 民間企業，関係団体，非営利団体

公衆栄養活動の推進にあたっては，行政主導ではなく，地域住民で組織される団体，ボランティア団体などと連携することの効果が期待されるため，管理栄養士・栄養士としては，さまざまな人的資源，組織などとの連携を視野に入れた活動を行うことが重要である。厚生労働省は，2011（平成23）年2月に健康寿命の延伸を目ざした「スマート・ライフ・プロジェクト」を開始し，さまざまな企業・団体に参加を呼びかけており，多くの企業・団体が登録し活動している。

1 民間企業

食品製造・販売など，健康増進に関連する民間企業は数多くある。それらの企業のなかには，食育や環境，健康増進・安全といった情報の発信や実践を行うことで企業全体のイメージアップが図れることから，積極的に取り入れるところも多くなってきている。これら民間企業は，全国規模で事業を実施しているところもあり，大きな推進力がある。

また，外食や加工食品の活用が増加している現在において，食品販売店や飲食店のなかには，減塩食品や低コレステロール食品，ヘルシーメニューの開発や栄養成分表示，栄養情報の発信などを企業が行っているところも少なくない。そのため，健康づくりに有益な食品のさらなる開発と，これらの適切な活用などの普及を，企業と連携して行うことが重要となっている。このため，行政主監部が中心となって企業に働きかけを行い，協力を得る必要がある。

2 関係団体

(1) 職能団体

地域では，医師，歯科医師，薬剤師，保健師，看護師，助産師，歯科衛生士，理学療法士，管理栄養士・栄養士，健康運動指導士など，さまざまな保健医療の職種の人が活動している。これらの職種は，資格や業務が定められていて，専門職種としての職能団体を組織している。たとえば，医師会，歯科医師会，看護協会，栄養士会などが，これにあたる。また，これらの団体は，「全国－都道府県－市町村」と，全国から地域単位にいたるまで段階的な規模に応じて組織化されており，多くは公益法人として地域社会に貢献する公益事業を展開している。

①栄養ケア・ステーション

栄養ケア・ステーションは，食・栄養の専門職である管理栄養士・栄養士が所属する，地域密着型の拠点である。公益社団法人日本栄養士会（以下，日本栄養士会）が，都道府県に栄養関係の事業活動を行う地域の拠点として設置している。地域住民はもちろん，医療機関，自治体，健康保険組合，民間企業，保険薬局などを対象に管理栄養士・栄養士を紹介し，食・栄養に関する相談，健康診断後の食事指導，健康・栄養に関するレシピや献立の考案，料理教室の企画運営などを行う。また，医療機関と連携し，医師の指示により，患者への栄養食事指導などさまざまなサービスを提供する。

栄養ケア・ステーション認定制度は，2018（平成30）年度からスタートし，認定を受けた認

定栄養ケア・ステーションと日本栄養士会および各都道府県の栄養ケア・ステーションを有機的に連携させることにより栄養ケアのネットワークを築き，栄養相談，特定保健指導などを行う。

(2) ボランティア

行政栄養士と関連する団体としては，食生活改善推進員協議会（1970（昭和45）年に発足，2012年に名称変更）がある。この団体は，健康づくり，食生活改善，生活習慣病予防，食育推進活動，介護予防事業などに関するボランティア活動を行っている。市町村単位で養成され，地域に根ざした公衆栄養活動を古くから行い，国民の栄養・食生活改善に大きな役割を果たしている。保健所・保健センターにおいては，これらの専門職種やボランティア団体などの協力を得て，地域住民の健康増進・食生活改善を推進している。

食生活改善推進員は，「私達の健康は私達の手で」をスローガンに，食を通した健康づくりのボランティアとして活動を進めており，現在約15万人の会員が活動している。

1999（平成11）年の男女共同参画社会基本法の施行により，養成講習会の受講は男女の区別なく市町村で行われ，2012（平成24）年からは男性会員が加入し，それまで女性が主な活動の対象であったが，男性対象の事業や参加者も増加し，大きな健康の輪が広がりつつある。養成時間は，20時間程度となり，そのほか市町村で開催する研修会・講習会に参加して単位を取得するポイント制が可能になった。

食生活改善推進員の活動内容は，地域における普及啓発活動として，健康づくりのための食生活改善講習会，食育展示会・健康イベントの開催などがある。また，自分の資質を高めるための活動として，最新情報講習会，市町村事業への協働などがある。

3 非営利団体

近年，営利を目的とせずに活動する団体で，政府や企業などではできない社会的な問題に取り組む民間団体が数多く設立されている。大学や専門学校が指導者養成を行ったり，栄養・食の専門家集団が，国民に望ましい食事の啓蒙のためのイベントなどを行うために立ち上げたりするものもある。また，消費者運動から食に関する活動を行う団体，生産者が食を守ることを目的として食育を進める団体，保健所・保健センターの健康づくり教室から，その地域の活動を支援する団体など，さまざまな団体が活動している。

保健所・保健センターはこれらの団体と連携して，地域住民の健康増進・食生活改善を推進していく必要がある。

4 マスメディア

マスメディアは，年齢・性別・居住地を問わず，広く情報を伝えるという機能をもっている。新聞や雑誌などの出版物のほかに，テレビ・ラジオなどの放送媒体，さらに，最近ではインターネットや携帯電話・スマートフォンなどを通じた情報伝達など，情報通信の技術発達とともに，マスメディアの機能は大規模化・高速化・即時性の向上など，大きく変化し重要な社会資源といて位置づけられる。

5 地域包括ケアシステム

地域包括ケアシステムとは，住み慣れた地域で自立した生活を営めるようにするために，医療や介護，予防のみならず，福祉サービスを含めたさまざまな生活支援サービスが日常生活の場（日常生活圏域）で適切に提供できるような地域での体制と定義されている。具体的には，高齢

者の日常生活圏域で，医療，介護，介護予防，住まい，生活支援（見守り・配食・買い物）の5つの視点で，継続的に行われることが必要であるとされている。

1 地域包括ケア

　地域包括ケアとは，高齢者などが住み慣れた地域で安心して尊厳あるその人らしい生活を継続することができるように，介護保険制度によるサービスのみならず，そのほかのフォーマル*やインフォーマル**の多様な社会資源を本人が活用できるようにするため，包括的および継続的に支援することである。つまり，地域包括ケアには，高齢者などの地域生活全体を支え続けるさまざまな資源と支援の包括性とともに，高齢者などの主体性が不可欠だといえる。

2 地域包括ケアシステム

　このような地域包括ケアを実現および推進するためには，地域包括ケアシステムが必要になる。地域包括ケアシステムは，2013年（平成25年）12月に成立した「持続可能な社会保障制度の確立を図るための改革の推進に関する法律」第4条第4項に，「地域の実情に応じて，高齢者が，可能なかぎり，住み慣れた地域でその有する能力に応じ自立した日常生活を営むことができるよう，医療，介護，介護予防，住まいおよび生活支援が包括的に提供されるネットワーク」とされている。このシステムが地域包括ケアの持続性や高齢者に限らない対象の包括性を可能にする。

　このような地域包括ケアシステムの構築には，地域のさまざまな人々の主体的な参画および協働が不可欠になる。そして，それは市町村（保険者）と地域包括支援センターの緊密な連携に基づく計画的な活動によって実現できる。

演習問題

　この章で学んできたことをもとに，あなたの身近な地域のことを調べて，次ページのワークシートを使用し作成してみましょう。行政栄養士として，あなたが健康づくり対策事業を行っていくために連携できる機関は，管内にどのようなものがありますか。

*フォーマル（な社会的資源）
公的機関や制度に基づく専門職によるサービスや支援をいう。

**インフォーマル（な社会的資源）
フォーマルに対し，家族や友人，地域住民，ボランティアなどが行う非公的な支援をいう。

学習時間の記載　　　　時間　　　分

機関	機　関　名	連携内容
行政機関	（例）○○保健所 　　　○○町保健センター	（例）地域の課題の明確化
医療機関	（例）○○病院 　　　○○歯科診療所	（例）施設の専門職の地域住民への健康教育
福祉機関	（例）○○保育所，○○子育て支援センター， 　　　○○社会福祉協議会，民生委員・児童委員	（例）各施設栄養士との情報の共有
介護保険	（例）○○老健センター 　　　○○地域包括支援センター	（例）各施設栄養士との情報の共有
学校教育施設	（例）○○小学校 　　　○○中学校	（例）栄養教諭・養護教諭などとの情報交換，健康教育実施の連携
社会教育施設	（例）○○公民館	（例）健康教育講座開設
民間企業	（例）・○○食品	（例）製造時の減塩などの工夫
関係団体 （有資格）	（例）○○県栄養士会○○支部	（例）保健所事業への講師などの派遣
非営利団体	（例）○○食生活改善推進員協議会	（例）地域活動への支援（会場など）
その他	（例）マスメディ，商工会等	（例）健康づくり情報発信，地域の産物の販売等
機関	機　関　名	連携内容

【参考文献】

1）厚生労働省健康局長「地域における行政栄養士による健康づくり及び栄養・食生活の改善について」健発0329第9号，2013

2）厚生労働省健康局がん対策・健康推進課長「地域における行政栄養士による健康づくり及び栄養・食生活の改善の基本指針について」（健が発0329第4号）2013

3）厚生労働省「平成25年度都道府県等栄養施策担当者会議資料」2013

4）文部科学省『食に関する指導の手引き』第二次改定版，2019

5）文部科学省「令和2年　学校保健統計調査」2020

6）大和田浩子，中山健夫ほか『公衆栄養の科学』理工図書，2012

7）二見大介編『公衆栄養学実習』同文書院，2010

8）大塚達雄ほか編『社会福祉の方法と実際　改定版』ミネルヴァ書房，2002

9）藤澤良知，原正俊編『新公衆栄養学』第一出版，2013

10）村本宰，中山建夫『公衆衛生学第3編』講談社サイエンティフィク，2011

11）松本和興，今木雅英編『ネオエスカ公衆衛生学』同文書院，2012

12）社会福祉の動向編集委員会編『社会福祉の動向2014』中央法規出版

13）松田武雄『現代の社会教育と生涯学習』九州大学出版会，2013

14）鈴木眞理，山本珠美，熊谷愼之輔編『社会教育計画の基礎』学文社，2012

15）田中平三ほか編『公衆栄養学改定第4版』南江堂，2013

16）栄養調理関係法令研究会編『令和3年版栄養調理六法』新日本法規出版，2020

17）日本栄養士会『管理栄養士・栄養士必携データ・資料集』第一出版，2021

18）手嶋哲子，田中久子編『公衆栄養学実習第二版』同文書院，2016

19）地域包括支援センター運営マニュアル検討委員会『地域包括支援センター運営マニュアル第二訂』長寿社会開発センター，2020

20）日本食生活協会編『食生活改善推進員教育テキスト』日本食生活協会，2018

21）厚生労働統計協会編　厚生の指標『国民の福祉と介護の動向』厚生労働統計協会，2014/2015

22）藤澤良知編『栄養・健康データハンドブック2020/2021』同文書院，2020

23）吉池信男『公衆栄養学第7版』南江堂，2020

24）医薬基盤・健康・栄養研究所編『国民健康・栄養の現状』第一出版，2019

25）全国国民健康保険診療施設協議会「実践につながる住民参加型地域診断の手引き－地域包括ケアシステム推進に向けて－Version2」2013

26）厚生労働省老健局『介護保険制度の概要』2021

27）厚生労働省社会保障審議会介護給付費分科会『居宅療養管理指導の概要』2020

4 栄養・食生活支援と食を通じた社会環境の整備

●●●● 学習のポイント ●●●●

❶公衆栄養活動には，栄養・食生活に対する直接的な支援と健康づくりにかかわる地区組織の育成，社会環境の整備があることを知るとともに，それぞれの活動特性を理解する

❷個人を対象とする支援と，集団を対象とする支援について，それぞれの場の特性や支援方法の特徴を理解する

❸科学的な思考，認識によるグループや組織の育成を理解する

❹食環境整備の重要性を理解し，身近な取り組みを説明できる

❺災害時に備えた健康管理対策の必要性を理解し，その方法を説明できる

1 直接的な支援

　管理栄養士・栄養士は，地域の人々の健康・栄養問題の解決や疾病予防のために，個人や集団を対象とした適切なサービスを提供して，一人ひとりの健康を支援する活動を行う。

　地域には，栄養や健康に関する知識がなかったり，知識があっても自分の生活と照らし合わせて考えることができない人や，自分自身の現状を認識していない人もいるが，このような人々が健康の回復や維持・増進を自覚し，自分の問題として主体的に取り組めるように，各種保健サービスを活用して援助する。

　また，直接的な支援は，対象者が生涯にわたってセルフケア能力を高めていくことを目的として行うため，対象者への援助は，個人を対象とする支援と，相互ケア能力を高めるために集団を対象とする支援を行う。

1 個人を対象とする支援

　個人を対象とする支援には，個人のニーズに応じたサービスを提供するために，健康・栄養相談や健康診査，家庭訪問などがある。

(1) 健康・栄養相談による支援

　健康・栄養相談は，相談者の健康問題の解決や食生活改善と不安を緩和することが目的である。相談を通して，対象者の悩みや問題をもたらしている生活を理解し，悩みを共感的に受け止める。そして，専門的な立場から技術や知識を伝える教育的な働きかけや，対象者みずからが問題を解決していくための継続した支援を行う。

　対象となるのは乳幼児から高齢者まで，あらゆるライフステージにある人であり，健康レベルも健康・不健康を問わない。

①健康・栄養相談の契機

　健康・栄養相談を実施するきっかけとしては，以下のようなことが考えられる。

a. 対象者から求めてくる場合

・情報が欲しいとき

・自分で解決するのが困難だと感じているとき

・自分で見出した解決策が適切化かどうか，専門家に判断を求めたいとき

・対話を求めるとき

b. 必要性から始める場合

・保健事業などのフォローアップとして

　乳幼児健康診査や健康・栄養教室などで経過観察や個別相談をする必要があると判断された場合には，健康・栄養相談を行うことがある。

・意図して実施するもの

　特有な問題や新たに起こった問題，現状の保健事業には組み込まれていない問題などがある場合には，健康・栄養相談を通じて実態をつかみ，解決策を検討する。

②健康・栄養相談の方法

健康・栄養相談は，定期的に開催されるものや，随時行われるもの，予約制のものなどがある。以下に，そのいくつかの具体的な方法を挙げる。

a. 面接相談

　相談が対面的に行われることによって，対象者に安心感をもたらす。相談を受ける側にとっては，言葉からだけではなく，表情や態度などからも対象者の状況を推察できる機会となる。

b. 電話相談

　電話相談は，随時行われていることが多く，次のような利点がある。

・対象者の都合に合わせて時間が選べ，匿名での相談が可能なこと

・面接相談に出向くことがむずかしい場合に，自宅で情報や助言が得られること

・緊急時に素早い対応が得られること

c. 文書による相談

　文書による相談は，活用頻度が減る傾向にあるが，時間的な制約がなく，対象者の都合に合わせて利用できる利点がある。

d. ITを活用した相談

　Web会議システムや子育てLINE®相談，ホームページなどを通して質問・疑問に答えることができる。過疎や豪雪などにより相談に出向くことがむずかしいときや，コロナ禍による自粛では，自宅にいながら不安や疑問を解消できるとともに，情報を得る機会ともなる。

　なお子育てLINE®相談では，面接相談同様，相談を受ける側が対象者の状況を観察することも可能だが，相談者は相手の顔が見えないことで気軽に相談できるという利点もある。

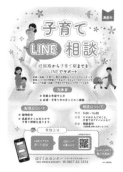

子育て LINE® 相談

③健康・栄養相談のプロセス

相談は，管理栄養士・栄養士のみで受ける場合と他職種とともに受ける場合がある。相談は1回で終了することもあるが，多くは継続して行われる。

a. 信頼関係の構築

　相談にあたっては，対象者が安心して話せる関係を築くことが不可欠であるため，信頼できる存在として対象者から受け入れてもらえるように表情や挨拶，身だしなみ，話し方，態度などのマナーにも配慮が必要である。

b. 情報把握とアセスメント

　対象者自身が漠然とした不安感をもっている場合や，大事な問題を自覚していない場合などがあるため，対象者の訴える内容を注意深く聞き，何が問題なのかを見極める。

c. 気持ちや意思の確認

相談の目的は，対象者自身が問題の所在と理由に気づき，解決の見通しをもてるようになることであるため，対象者がどう考え，どうしたいと思っているのかについて，確かめながら支援する。

d. 問題解決のための連携

健康・栄養問題の解決には，地域や他機関の活動，他職種*との連携などを図りながら，継続的に行う必要がある。

＊他職種
医師，保健師，ソーシャルワーカー，歯科衛生士など。

e. 事後フォローアップ

健康・栄養相談は，さまざまな形で継続するため，以下のような方法が考えられる。

・家庭訪問や健康診査への来所を促す

・専門機関への紹介や連携を行う

・相談を契機に対象者の組織化を図る

④健康・栄養相談の種類

健康・栄養相談の種類としては，以下のようなものがある。

a. 対象別健康相談

ライフステージ別健康相談は，管理栄養士が常駐する保健センターなどの施設内にて行うことが多いが，最近ではITやAIを活用した相談も行っている＊＊（表4−1）。

b. 事業にともなう健康・栄養相談

健康・栄養相談は，単独で行うだけでなく，各種健康診査や健康教室，イベントなどのなかに組み入れ，栄養士会と連携して食育SATシステム（体験型栄養教育システム）＊＊＊などの機器を使って，行うこともある。

＊＊
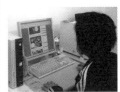
ITを活用した写真法による食事調査と指導

c. 地域で行う健康・栄養相談

遠隔地や交通の便が悪い場合など，住民の要望に応えて，身近な場所で，地区活動の一環として行う健康・栄養相談もある。

⑤健康・栄養相談から地域活動への展開

健康・栄養相談における相談内容は個別性が高いため，健康・栄養相談の場だけでは解決できないことがある。住み慣れた地域で暮らしていけるように，感染対策を行った上での地域の各種教室や，ほかの保健福祉事業も活用しながら解決を図る必要がある。

＊＊＊
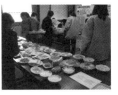
ICタグ内蔵の瞬時に栄養計算できるSATシステムを活用した栄養士会での指導

表4−1　対象別健康・栄養相談

対　象	事業名（例）	概　要
妊産婦	妊産婦健康相談	妊娠・出産におけるさまざまな不安や疑問に対し，個別相談の場を設けている。 個別性の高い相談が多く，電話，面接，LINE®などさまざまな相談方法がある。
乳幼児	乳幼児健康相談	乳幼児期の成長発達や離乳食，育児上の不安や疑問等についての相談の場で，電話や面接，LINE®などの方法がある。 育児相談だけではなく子育ての仲間をつくる機会として相談の場を活用している場合もある。
成人・高齢者	生活習慣病相談， 介護家族健康相談， 在住外国人健康相談	成人期以降に起こりうるさまざまな健康・栄養問題に対応できるよう，健康問題別に相談の機会が設けられている。

資料）標　美奈子『標準保健師講座・2　地域看護技術（第2版）』医学書院，p.77，2009を改変

(2) 健康診査による支援

法令に基づく健康診査*には，「母子保健法」による乳幼児健康診査や「高齢者の医療の確保に関する法律」「健康増進法」などによる健康診査などがある（表4-2）。

健康診査は，健康状態の把握と予防対策，疾病の早期発見・早期対応，対象者の主体的な問題解決，地域の健康状態の把握と対策への反映などを目的としている。対象者は，健康診査の結果をもとに自身の（乳幼児の場合は保護者が子どもの）心身の状況を理解する。そして，乳幼児の場合はその成長・発達を促すとともに，保護者がほかの子どもやその保護の様子を見聞きできる場になっている。また成人・高齢者の場合は生活習慣の改善につなげるだけでなく，話しふれ合う場により，介護予防を図っている。

①健康診査の方法と栄養教育

健康診査には，市町村保健センターなどで行われる「集団健康診査」と委託医療機関で行われる「個別健康診査」とがある。市町村で行われる集団健康診査の流れの例を図4-1に示す。

また健康診査における栄養教育には，「個別相談」「集団指導」などのようにその場で行われるものと，健診結果をもとにした「事後指導」とがある。

a. 乳幼児健康診査時の支援

乳幼児の場合は，成長・発育に個人差が大きいこと，保護者への育児知識の普及，育児不安を軽減することなども目的に含まれるため，健康診査と一緒に「個別相談」を実施している。

乳幼児健康診査においては，経過観察や精密健康診査が必要な場合にも個別相談を実施する。管理栄養士のほかに，保健師，歯科衛生士，臨床心理士など，相談内容に応じてさまざまな職種がかかわっている。管理栄養士・栄養士は，離乳食や幼児食の進め方，う歯予防に関する指導や相談などを行う。

また，食生活改善推進員の協力を得て離乳食・幼児食の試食の場を設けることで具体的な指導を行うことができる**。さらに市町村のホームページ***に育児や食事に関する内容を掲載することで，家庭でも学ぶ機会を提供できる。

*「検診」では特定の疾患があるかどうかを診るが，「健康診査」（健診）では総合的な健康状態の診断を行い，社会面も考慮した統合的な観点から万遍なく診査する。

**
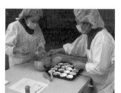
食生活改善推進委員の協力による乳幼児健康診査での試食会

***
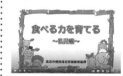
自治体ホームページによる子育て・健康づくり情報の活用

表4-2　ライフステージ別健康診査

対　象	健康診査・診断	根拠法令	目　的
妊産婦	妊産婦健康診査	母子保健法	母性ならびに乳幼児の健康の保持および増進を図ることにより安心して出産し，健やかな子どもの成長発達を促していくため。
乳幼児	乳児健康診査 1歳6か月児健康診査 3歳児健康診査 等		
学童 生徒	就学時健康診断	学校保健安全法	就学予定者の健康状態を確認し，必要があれば保健上の助言や治療に結びつける。学校生活を安心して送る準備をするため。
	定期健康診断		疾病の早期発見，早期治療および健康管理に生かすため。
成人 高齢者	職場における健康診断	労働安全衛生法	労働者の健康状態を的確に把握し，その結果を健康管理に生かすため。
	健康診査 特定健康診査	健康増進法 高齢者の医療の確保に関する法律	健康状態を把握し，生活習慣病やフレイルの早期発見により，生活習慣を改善する。

資料）中村裕美子著者代表『標準保健師講座・2　地域看護技術（第2版）』医学書院, p.81，2009に一部加筆

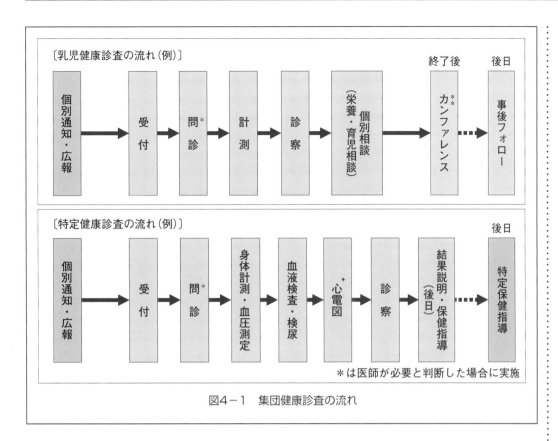

図4-1 集団健康診査の流れ

＊「問診」では，対象者の健康状態や生活状態について尋ねる。

＊＊「カンファレンス」とは「会議・協議」を意味し，乳幼児健康診査では健診後の多職種間での情報共有を意味する。健診で発見された気になる健康状態，疾病などの情報を共有し，一職種では判断が難しい場合に共有・検討の場を持つことで，親子を総合的に診て，健やかな育ちを目指す。

b. 成人・高齢者対象の健康診査時の支援

　健康診査をきっかけに自身の健康に関心をもち，生活習慣や食生活の改善ができることを目的として行われる。自覚症状をともなわないことが多いため，食生活の改善は容易ではないが，健診受診の際に指導を行うことは，対象者が自分自身の食事などの生活習慣を見直す機会として重要である。

②健康診査後の支援

a. 乳幼児健康診査後

　成長・発育や育児上の問題がある場合，家庭訪問や健康相談，フォローアップ教室などで経過を確認し，問題が解消されるまで継続的して支援する。

b. 成人・高齢者対象の健康診査後

　健診当日に結果が出ない場合には，個別に結果説明や相談を実施し，生活習慣改善の支援を継続的に行う。

　また健康診査後の支援は，対象者が自分の健康に関心をもつきっかけとして重要である。「自分自身の身体－食生活－健診結果」の関係に関心をもち，具体的に理解できるように説明の進め方やリーフレット，フードモデルなどに加え，パソコンやプロジェクターなどのデジタル機器を使って見せる工夫が必要である。

(3) 家庭訪問による支援

　家庭訪問は，生活の場で対象者本人やその家族とともに生活や食事の実態を明らかにし，具体的な生活に即して対象者みずからの健康を守り，予防する力を身につけるように援助することが目的である。とくに，食生活が起因となる疾患は，家族関係や家族の長年の生活習慣に大きく影響を受けているため，家族全体に援助していくことが必要となる。

①家庭訪問の特徴

a. 対象者との関係はパートナー

　管理栄養士・栄養士は，あるべき食生活を指導するという立場ではなく，対象者と目標を共

有しながら健康問題を解決していくパートナーとしてかかわっていく。

　家庭訪問では，対象者の家族関係や生活環境（台所の設備や住まいの構造など），また家庭周辺の地理的条件（交通機関や道路の状況，食品入手の難易度，病院の有無など）を自分で確かめ，把握することで，聞き取った内容をより具体的に理解することが可能になる。

b. 生活に沿った支援

　日々の暮らしを中心に置き，実現可能な方法を対象者本人・家族と相談し，検討することで，本人・家族が受け入れることのできる内容を考えていくことができる。

　また家庭訪問だけで終結するのではなく，ほかの保健事業や地区活動と連動することで，その効果を発揮することができる。

②家庭訪問のプロセス

家庭訪問のプロセスとしては，以下のような順序が考えられる。

a. 訪問対象者の把握

　訪問対象者の把握のきっかけとしては，次のような場合がある。

・各種健康診査や教室のフォローアップなど，保健事業の目的を達成する手段として行われる場合

・本人・家族から相談を受けた場合

・他職種や医療機関，訪問看護ステーションなど，関係機関から依頼があった場合

b. 情報収集とアセスメント

　食事摂取内容にのみ着眼するのではなく，さまざまな社会要因の影響を受けていることを加味して情報の収集を行う。情報収集とアセスメントの質は，支援の方向を決める要となる。

c. 家庭訪問計画の立案

　必要な支援に優先順位をつけ，中・長期目標，短期目標とそれぞれの達成時期を決める。そのうえで，「活用すべき資源は何か」「だれと連携を取り，協働していけばいいのか」など，具体的な解決に向けた行動計画を立てる。

2 集団を対象とする支援

　健康・栄養問題に対して地域の人々が正しい知識をもったり，理解したりするために，健康・栄養教室やグループ活動などを通して栄養教育を行う。

(1) 対　象

　健康問題や食事（栄養）に関する学習要求をもっている人々を対象に，栄養教育を実施する。健康レベルとしては，すべての人が対象となるが，その対象別支援と事業例を表4-3に示す。

　なお，乳幼児健康診査では，健診をきっかけに保護者が子どもの成長・発達に関心を向け，健やかな成長・発育を促す育児ができるようになることを目的に行う。離乳食の進め方や間食の与え方，う歯予防など，月齢・年齢に合わせた具体的な内容を取り上げ，管理栄養士・栄養士と保健師，歯科衛生士などがチームを組んで「グループ」を対象に講話を行う場合もあり，保護者同士の交流の場としても活用できる。

(2) 栄養教育の形態

　栄養教育の形態は，対象の規模に応じて選択されることが多く，それぞれの規模別に適した方法とその特徴があるため，表4-4に示した。

　なお，プログラム策定においては，「個別」と「集団」をうまく組み合わせることが効果的である。対象者に対し，生活習慣改善に向けた動機づけ・意欲の維持を行うためには，対象者と支援スタッフが個別に接しながら取り組むことが大切である。また，参加者同士が集団として集まる機会を設け，対象者がお互いに励まし合いながら意欲を維持していくことも重要となる。

表4-3　対象別支援と事業例

対象	事業例
健康な人がさらに健康増進を目指す場合	子ども健康教室，中学生の栄養教室，高校生の健康教室，ヘルシーウォーキング教室，男性料理教室，健康づくり大会*，ほか
予防のための知識や技術を習得する保健事業など	両親教室，乳幼児健診時の集団教育，離乳食教室，虫歯予防教室，ほか
健康問題を持っている人が健康の回復・療養のために学習する場合	糖尿病予防教室，生活習慣病予防教室，介護予防教室，フレイル予防教室**，こけない体つくり教室，ほか
組織育成	食生活改善推進員や愛育，食育・健康づくりなどの委員研修***，ヘルパー養成研修，子育てサークルや親子クラブ，商工会，老人クラブなどの自助ライフステージ型研修，ほか

表4-4　対象規模別の栄養教育の方法と特徴

対象の規模	栄養教育の方法	特徴
小集団****	グループワーク 体験学習	関心を持っている仲間集団としてグループ学習することで学習意欲を高めることができる。実験・実習などの方法を活用できる。効果的な話し合いによって成果を上げることができる。
大集団*****	講演会 シンポジウム パネル・ディスカッション フォーラム	新しい知識や情報を伝えることができるが，一方通行の伝達になる。立場や意見の異なる人々の意見を聞くことにより，自己の考えを醸成するきっかけをつくることができる。
不特定多数	展示会・食生活展 ポスター，パンフレットの配布 インターネット，テレビ放送など	新しい知識や情報を多くの人に伝えることができるが，一方通行の伝達であるため，効果の確認ができない。効果的な視覚刺激により多くの人々の関心をひきつけることができる。

資料）中村裕美子『標準保健師講座・2　地域看護技術』医学書院，p.145，2009を改変

3　記録とプライバシーなどへの配慮

(1) 活動記録・支援記録

直接的な支援を行った場合には，必ず記録を作成し，情報の整理・分析を行う。

記録は，管理栄養士・栄養士として，専門職としての使命と責任を果たし得ていることを社会に証するものである。管理栄養士・栄養士が行う食事への支援は，結果が出るのに時間がかかる。そのため，「いつ」「どこで」「どのような理由で」「何をしたのか」を証明するものは，この記録だけになるため，6W2Hで記す（p.103，表7-3参照）。

(2) 支援記録

管理栄養士・栄養士が記録するアセスメント，支援経過などの一つひとつは，自らの業務の責任を果たすだけではなく，管理栄養士・栄養士の仕事の内容や質を他職種に示すものともなる。そして，記録の質の高さは，他職種からの認知と信頼につながるため，公用文作成のルールに基づいて作成する。

とくに，主観的な記述を行う際には，次の点について留意する。

①記録の基本は"尊敬の念"

②対象者との関係は継続していくもの

③断定的な表現は避ける

④他職種が納得できるような"判断の根拠"を示す

*
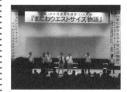
「健康づくり大会」で運動啓発

**
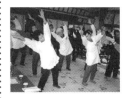
フレイル予防教室

***
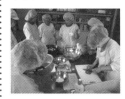
食生活改善推進員研修による人材育成

****
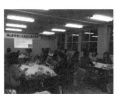
地元栄養士会による研修会（小集団ワーキンググループ）

*****
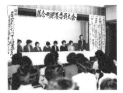
食生活改善推進員研修会での活動発表（大集団シンポジウム）

(3) 個人情報の保護

　個人情報保護法第2条において，個人情報とは，生存する個人について，特定の個人を識別できる情報（氏名，生年月日など）を指すものとされており，文書だけではなく，データベースなどの個人情報も対象としている。

　管理栄養士・栄養士は直接的な支援を通し，対象者のプライベートな情報を得ることで，生活環境に介入していくため，「支援によって知り得た情報を漏らさない」という専門職への信頼が前提である。そのため，専門職間での情報交換においても，本人や家族の同意を得るなど，個人情報保護に対して細心の注意をはらうことが必要である。

4 公用文作成の注意点

　公用文書は，各自治体で決められた文書事務管理規定に基づいて作成する。また，項番の振り方や段落番号（見出し記号）の順番は，汎用性の高い公文書ルールで作成する。

　なお，2021（令和3）年3月に文化庁文化審議会国語分科会「新しい『公用文作成の要領』に向けて（報告）2021」より報告された主要なルール（提案）は，以下のとおりである。

① 　一般的な公用文では，1，（1），ア，（ア）の項番・段落番号を使う。
② 　上記①の項目をさらに増やすときには，a，(a) の項番号・段落番号を使う。
③ 　項番号・段落番号の後には，ピリオドなどは打たずに1字分空白を設け，項目などを書き出す。
④ 　項番・段落番号がある場合には，項目が下がるごとに1字下げにする。
⑤ 　「1.」のように公用文の項目番号にはドットは付けない。
⑥ 　①，②，③（丸付き文字）や「・」（中点）は見出し記号だけでなく，いくつかの事項を列挙する場合に用いることができる。
⑦ 　読点には，原則として「,」ではなく，「、」を使う。横書きでは「,」を用いてもよいが，1つの文書内でどちらかに統一する。

5 信頼されるマナー（接遇マナー）

　仕事をする上で，決して忘れてはいけないのが「接遇マナー」である。お互いが不愉快にならないための心遣いとして，「表情」「挨拶」「身だしなみ」「話し方」「態度」の5つで信頼を得ることが大切である。

① 　「表情」は言葉以上に物語るものが多いだけに，相手の不安を取り除く努力が大切である。
② 　「挨拶」では，相手の目を見てはっきりと挨拶し，相手よりも先に自分が挨拶することが大切である。
③ 　「身だしなみ」では，清潔感があるのが大前提で，「動きやすいこと」「ゴテゴテと装飾がついていないこと」などが条件となる。
④ 　「話し方」は，相手に敬意をもって接し，敬語で話すのが基本である。そして「ゆっくりと」「はっきりと」話すことを心がける。
⑤ 　「態度」では，相手を敬い，もてなす心を持てば，信頼感は深まる。

　この5つのマナーを身につけることで，社会に出て役立つ場面は多い。

（写真提供：岡山県真庭市健康福祉部健康推進課）

演習問題

　以下の表は，幼児から高齢者までが一緒に実践できる「健康づくり」プランを，それぞれが目標を立て，1か月間取り組む地域活動の1例です。みなさんの地域の実情に合った，幼児から高齢者までが一緒に実践できる「健康づくり」プランを3つ考えてみましょう。そして，自分でも1か月間実践してみて，どのようなアドバイス，方法であれば実践しやすいか考えてみましょう（p.68，ワーキングシート「私の健康づくりチャレンジ表」参照）。

わたしの健康づくりチャレンジ

（取り組み方）30日間チャレンジしたい目標を3つ選んで記入し，できた日に○をする。
（記入例）　　　（名前）

日	曜日	取り組む目標			日	曜日	取り組む目標		
		歩く	ラジオ体操をする	朝食を食べる			歩く	ラジオ体操をする	朝食を食べる
1	日				16	月			
2	月				17	火			
3	火				18	水			

2　間接的な支援

　栄養や食に関する活動は，食物の生産（輸入を含む）から流通，加工，調理（大量調理から家庭調理まで）の段階を経て食卓に登場するという循環があげられる。また，生産から食事まで，この間で廃棄を少なくし，さらに，再利用するという循環もある。このような過程にかかわる関係機関や団体はもちろん，住民グループも多岐にわたる。

　一方，栄養や食は，乳幼児から高齢者まで，すべてのライフステージにかかわり，また，健康な人からそうでない人まで，それぞれに応じた幅広い活動が展開されている。

　ここでは，住民グループの立ち上げからグループづくり，地域内外に広がるネットワーク化やネットワーク化で注目されている概念のソーシャル・キャピタル（以下「SC」）について述べる。

❶ グループの養成・育成

(1) グループの形態をみる（表4−5）

　住民グループ（組織）とかかわる場合，また，養成・育成するときには，そのグループがどのような形態かを確認する。これは，グループの発展プロセスは形態によっても異なるからである。

　住民グループの形態には，「委員組織」「地縁組織」「自助型（ライフステージ型，当事者型）組織」「ボランティア型（行政育成型，自主型）組織」などがある。

・**委員組織**：行政から委嘱・要請された個人の集まり。代表的なものとして，保健協力委員会や母子推進員協議会などがある

・**地縁組織**：地域の推薦や順番で選出された個人を構成員とし，地域づくりへの参加を目的としたもの。代表的なものは，町内会，婦人会，母子愛育班がある。

・**自助型（ライフステージ型）組織**：ライフステージ上の学習や生活課題解決のための相互学習・相互扶助を目的としたもの。代表的なものは，子育てサークルや老人クラブがある。

・**自助型（当事者型）組織**：病気や障害をもつ個人または家族の集まり。代表的なものに，親の

表4-5　組織形態と形態別参加の長所・短所

組織形態	概　要	例	長　所	短　所
委員組織	行政から委嘱・養成された個人の集まり	保健協力委員会，母子推進員協議会	参加が容易	行政となれあい，マンネリ化を生みやすい
地縁組織	地域の推薦や順番で選出された個人を構成員とし，地域づくりに参加	町内会，母子愛育班	地域全体の参加（動員）が容易	メンバー一個人の意見が反映されにくい
自助型ライフステージ型	ライフステージ上の学習・生活課題の解決のための相互学習・相互扶助が目的	子育てサークル，老人クラブ	同質，同世代的問題が明確。世代参加が容易	他世代，異質の問題に参加しにくい
自助型当事者型	病気や障害を持つ個人または家族の集まり	親の会，介護者の会，糖尿病友の会	同質，個別的問題のため継続的参加が可能。政策づくり等にも参加しやすい	問題により要望等に強弱が生まれ，対立，葛藤を生む場合が有
ボランティア型行政育成型	行政が意図的に養成・育成した組織	食生活改善推進員協議会	行政と連携しやすい。活動の場や予算面の協力を得やすい	行政に依存しやすい
ボランティア型自主型	活動目的に賛同した個々人の自主性によって設立された組織		活動に主体性有 活動目標が柔軟	事務局・リーダーの負担増。活動が居住地域に規定されない

資料）小山 修「PHCと日本の住民組織」松田正己・島内憲夫編『みんなのためのPHC入門』垣内出版，pp.179-189，1993を一部改変

会，介護者の会，糖尿病友の会がある

・ボランティア型（行政育成型）組織：行政が意図的に養成・育成した組織。代表的なものに，食生活改善推進員協議会がある

・ボランティア型（自主型）組織：活動目的に賛同した個々人の自主性によって設立された組織。これには，数多くの組織がある

なお，これらの組織は，形態別に長所や短所がある。このことを意識してかかわることが，効果的なグループ支援や協働には重要である。

(2) 住民グループの発展プロセス

グループの発展プロセスでは，自助グループは，個人レベルからコミュニティレベルまでの発展プロセスを経ることが確認されている。まず，自分の課題解決のために個々人がエンパワメントし，また，相互に支援し合える関係にまで成熟した段階で，地域の問題に気づくとともに，問題のとらえ直しが生じる。問題解決のために自分たちでできることを計画し，実践していくことで，コミュニティ・エンパワメントがなされる（p.39，図4-2）。

家族の介護の問題を例に，具体的な流れを考えてみよう。

①地域によっては，「親の介護は嫁がするもの」「介護は女性の仕事」といった地域性や価値観のところがある

②多くの女性介護者が，みずからの健康を害したときに，「①」の状態を意識し，自分たちが「なぜ，このような状況におかれたのか」に気づく

③介護問題検討会などに出席することで，同じような状況の個人やグループに出会い，共感し，現状や課題を認識する

④介護関連の計画策定に公募委員などとして声をあげることで，地域のしくみづくりにかかわるようになる

⑤女性介護者が，自分たちの状況を話す場を与えられ，または，話す場をみずからつくることで，介護の現状と課題を人々が知る

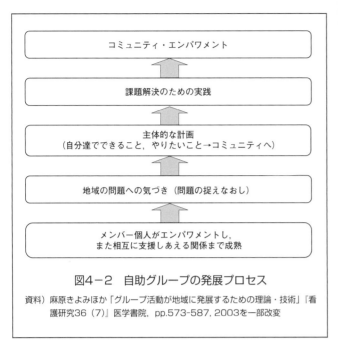

図4-2　自助グループの発展プロセス

資料）麻原きよみほか「グループ活動が地域に発展するための理論・技術」『看護研究36（7）』医学書院，pp.573-587，2003を一部改変

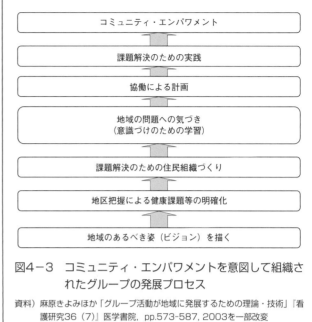

図4-3　コミュニティ・エンパワメントを意図して組織されたグループの発展プロセス

資料）麻原きよみほか「グループ活動が地域に発展するための理論・技術」『看護研究36（7）』医学書院，pp.573-587，2003を一部改変

⑥「⑤」から，制度の充実に加えてNPO活動などが地域に広がる一助となっていく

　一方，コミュニティ・エンパワメントを意図して組織されたグループの発展プロセスにおいては，地域のあるべき姿（ビジョン）を描き，地区を把握することで，あるべき姿とのギャップ（問題）を確認する。問題解決に必要なこと（課題）の優先順位を決め，解決のための組織づくりが行われるが，その後は自助グループと類似したプロセスを経ることが確認されている（図4-3）。このことについては，参加型の健康増進計画や食育推進計画の策定と推進を例にとって考えてみよう。

　住民参加にはいくつかの段階（表4-6）があるが*，昨今では政策決定を共同で行うパートナーシップの段階が多くなっている。

　その流れを，以下にあげてみる。

①「健康なまちとは」「望ましい食生活とは」「それをいとなむことができる地域とは」について，個々人で考えてみる

②住民と行政機関，専門家それぞれの意見を寄せ集め，地域のあるべき姿を描き，共有する

③住民が日ごろ感じている地域の状況や行政機関の既存資料・データ，調査結果などからの地区把握によって，健康や食生活の課題などを出し合い，明確化する

④課題を解決するため，住民組織との協働や必要に応じて住民組織づくりが行われる

⑤健康や食についての学習をしつつ計画を策定し，計画に沿って課題解決の実践活動へと広がっていく

　なお，エンパワメントを，安梅（2007）は，「元気にすること，力を引き出すこと，そして共感に基づいたネットワークを作ること」

*住民参加
住民参加の段階は記述した住民の参加状況をあらわした5段階と，参加といえない段階も入れた8段階がある。

表4-6　住民参加の5段階

段　階	内　容
（1）知らせること（informing）	住民への情報提供。
（2）相談・協議（consultation）	住民の意見を聞き，取り入れる。
（3）パートナーシップ（partnership）	政策決定を共同で行う。
（4）権限の委譲（delegated power）	特定のプログラムについて住民側に権限を委譲する。
（5）住民（自主）管理（citizen control）	政策決定から運営のすべてを住民側に委譲する。

資料）磯村英一監修，坂田期雄編『都市と住民　明日の都市vol.9』中央法規，p.37，1980を参考に筆者作製

としている。

2 ネットワークの構築

(1) ネットワークとは

「ネットワーク」という言葉からは，インターネット，テレビやラジオの放送通信網，地域のボランティア活動のネットワーク，企業集団，企業種間交流会など，さまざまな組織やネットワークがイメージとして連想されるかもしれない。

ネットワークとは，網の目のような組織をつくることであり[6]，つながりをつくり，相互の交流や情報交換を行うこと[6]である。また，「ネットワーキング」という概念もあるが，これは，ネットワークを形成し，それを維持していく過程のことをさす。お互いに，緩やかにかかわり合いつつ相手を尊重し，ネットワークを形成すると，個人がバラバラに存在していたときには持ち得なかった力が生まれ，それが，問題解決のための力の源泉となる。

ネットワークの分析では，ネットワークの規模や広がりを点で，関係の量（活動量）を線の太さや数で，また，各線の向かう方向や密度・距離，順序で表現する（図4－4）。

(2) グループの育成とネットワークづくり

市町村保健センターや公民館で意識的に行われているグループ養成・育成方法は，イベントからグループづくり，さらには主体的な活動への支援がある。イベントには，「親子料理教室」「生活習慣病予防教室」「低栄養予防教室」「男性料理教室」「地域産物を活用した教室」などがある。

これらの教室は，参加者が，①食べることの意味を理解し，②一人ひとりが自立的に食生活を営む力を育てることをねらいとしている。さらには，③健康や食に関するグループを養成し，④ネットワークの輪を広げることも視野に入れて企画している[8]。

①公的機関が行うサービスの意味を考える

グループ活動の準備期では，各自の参加動機に対して達成感が得られない場合は，活動から参加者が離れる場合がある。もしも，「料理を学びたい」「教養として学びたい」というような動機の場合には，たとえば，民間企業が開催している料理教室やカルチャーセンターなどで，目的は達成できる。安価で身近に学べる場所が地域にあることはよいことだが，これに加えて公的機関が行うサービスの意味について考えることも重要である。

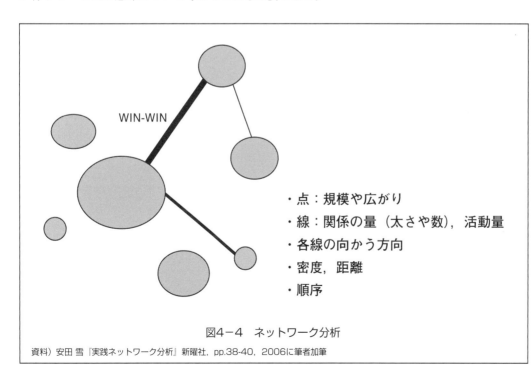

・点：規模や広がり
・線：関係の量（太さや数），活動量
・各線の向かう方向
・密度，距離
・順序

図4－4　ネットワーク分析

資料）安田 雪『実践ネットワーク分析』新曜社, pp.38-40, 2006に筆者加筆

　なお，ここで確認しておくことは，コミュニティの考え方は2つあることである。1つは，ある特定の地域に住む住民全部を意味する。もう1つは，福祉や農業，教育，宗教のような，ある共通の関心または機能をもつ人々の集団である[10]。行政機関のような公的機関が行うサービスの対象は前者である。

②キーパーソンを探す

　教室修了者が主体的にグループを作り，学んだことを活かして継続的に活動するには，まず，参加者のなかでキーパーソン*となる人を探すことが大切である。その際の視点としては，(ⅰ)楽しく参加している，(ⅱ)料理することが好き，(ⅲ)その人の周りに皆が集まる，(ⅳ)人の話をよく聞く，(ⅴ)信頼されている，(ⅵ)問題意識をもっている，(ⅶ)ボランティア精神がある，などが考えられる。

③既存のリーダーがスタッフとして参加する

　また，たとえば，親子料理教室や生活習慣病予防教室で食生活改善推進員のリーダーがスタッフとして参加することで，スタッフ間の距離を縮め，グループ活動に対するイメージ化を促進することができる。企画者はこのとき，スタッフとして参加したリーダーの力量形成も意図する。

④住民グループのリーダーの役割

　住民グループのリーダーには2つの役割がある。1つはグループに与えられた目的達成の役割，もう1つはメンバー個々人の個性や能力発揮のための支援の役割である。

　久常（1996）は，主体的活動を促すリーダーとして，(ⅰ)民主的，(ⅱ)協調的，(ⅲ)改革的，(ⅳ)開放主的，(ⅴ)対話的（表4-7）なリーダー像を，また主体的活動にふさわしくないリーダーとして，(ⅰ)独裁的，(ⅱ)独断的，(ⅲ)守旧的，(ⅳ)秘密主義，(ⅴ)講義中心のリーダー像をあげている。実際には，両方のリーダー像が相対するというよりは，ひとりのリーダーが，いろいろな側面をもっているものと考えられる。リーダーの特徴をこのような視点で整理することで，かかわり方を考えることができる。

　また，リーダーだけがリーダーシップを発揮するものではなく，全員リーダーとしているグループもある。

　リーダーシップとは，自分のもっている情報や思考，価値観などを積極的に開示し，発信することによって，人の意思決定や行動，意欲に影響を与えることで，メンバー全員が発揮することが望まれる機能のことである。これらを発揮できるよう支援するのも，リーダーの役割である。

⑤ソーシャル・キャピタル

　ネットワークづくりで注目されている概念に，ソーシャル・キャピタル**（以下，SCと表記）がある。

　1993年，政治学者バート・パットナムは，SCの特徴として，ネットワーク活動（つきあい・交流），社会的信頼（信頼），互酬性の規範（社会参加）の3つをあげている。このうち，まず実践できるのはネットワーク活動であり，ほかの2つはネットワーク活動の結果としてついてくるものとされ，具体的な流れは，以下のように考えられている。

(ⅰ)「コミュニティをよくしたい」との気持ちから何かを始め，ほかの人を巻き込む。または，すでにある活動に参加し，ネットワーク活動をいろいろな人と行うようになる（＝ネットワーク活動）

＊キーパーソン
コミュニティ，任意の組織，人間関係の中で，特に大きな影響を全体におよぼす"鍵"となる人。

＊＊ソーシャル・キャピタル
社会や地域コミュニティにおける人々の関係性やつながりは，組織の重要資源であるとする考え方で，社会的資本，社会関係資本と訳される。

表4-7　主体的活動をうながすリーダー像

| 1. 仲間としてつきあうことができ，ともに悩み考えていこうとする姿勢をもつ民主的な人 |
| 2. 話し合いを通して，メンバーの信頼関係をつくりあげようとする協調的な人 |
| 3. 生活の中で新たな問題に気づき，意欲的に問題解決に取り組む改革的な人 |
| 4. 情報を積極的に伝え，重要項目は公式の場で決定するなど開放的な人 |
| 5. じっくり聞き，適切な問いかけをすることで，メンバーの意識の発展を図ろうとする対話的な人 |

資料）久常節子『グループ・組織活動ってなんだろう』「地域看護婦学講座④グループ・組織活動」医学書院pp21,1996から筆者抜粋

(ⅱ)同じ方向を目指して交流し，一緒に汗をかく体験などを共有することで，相互信頼が生まれて
くる（＝信頼）

(ⅲ)コミュニティ全体で，助け・助けられるなどするうちに，意識しなくても協力的な行動が身に
つき，互酬性の規範が働く（＝互酬性の規範）

この３つが循環することで，SCが醸成される（図４－５）。

多くの研究では，SCが豊かであるコミュニティは，(ⅰ)健康状態がよく，(ⅱ)子どもの育つ環境
が良好で，(ⅲ)学力が高く，(ⅳ)自治体がよく機能し，(ⅴ)経済活動が盛んな傾向があること，が多く
の研究で実証されている。なかでも，健康とSCについては明確な関係性があることが示されて
いる[11]-[16]。

この３つの力点のおき方は研究者によって異なり，「ネットワーク」も個人間と組織間の２つ
に分ける考え方[14][15]がある。またSCの型は，以下の３つに分類されている（図４－６）。

・結合型（bonding型）：グループ内のメンバー同士

・橋渡し型（bridging型）：ほかのグループとの関係

・連結型（linking型）：グループの上下の関係

グループによってそれぞれ型の特徴があるため，その特徴を生かすこと，また，補完し合うこ
とを働きかけることも，SCの醸成には重要である。

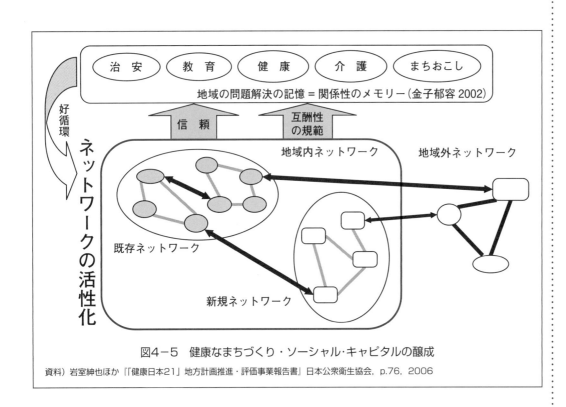

図4-5　健康なまちづくり・ソーシャル・キャピタルの醸成

資料）岩室紳也ほか『「健康日本21」地方計画推進・評価事業報告書』日本公衆衛生協会，p.76，2006

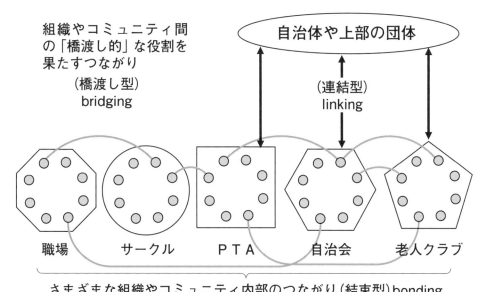

図4-6　地域におけるソーシャル・キャピタルの形態

資料）地域保健対策におけるソーシャルキャピタルの活用のあり方に関する研究班（研究代表者：藤内修二）「住民組織活動を通じたソーシャル・キャピタル醸成・活用にかかる手引き」p.23-24, 2015

演習問題

＜第1問＞

あなたはこれから半年間で，6回開催の糖尿病予防教室を企画しようとしています。また，教室終了後には，自主的な学習サークルができることもねらいとしています。

教室は参加型とし，教室開催中にサークル立ち上げの準備にかかわってもらえるキーパーソンを探したいと考えています。キーパーソン探しの視点を，3つ以上記述してみましょう。

キーパーソン探しの視点
・
・
・
・
・
・
・

＜第2問＞

ソーシャル・キャピタルには，「結束型」「橋渡し型」「連結型」の3つの分類があることを学習しました。

①A市のB自治会は，自主的な活動があまりされておらず，自治会連合会から言われた活動のみになっている。

②　一方，食生活改善推進員協議会は，数年前からウォーキングの会と一緒に事業企画とその運営を行っている。

①と②は，３つ分類のうち，どの型に該当するか考えてみましょう。

① （　　　　　　　　　　　　　　型）　　② （　　　　　　　　　　　　　型）

3 食環境整備

1 食物（食品）・食情報へのアクセスと食環境整備

(1) 食環境づくりの推進

　活力ある「人生100年時代」の実現に向け，健康寿命の更なる延伸が課題となっているなか，健康無関心層も含め自然に健康になれる食環境づくりの推進が急務となっている。

　厚生労働省が2021（令和３）年に発表した「自然に健康になれる持続可能な食環境づくりの推進に向けた検討会」報告書では，「食環境づくり」とは，人々がより健康的な食生活が送れるよう，人々の食品へのアクセスと情報へのアクセスの両方を相互に関連させて整備していくものを示している。なお，ここでいう「食品」に該当するものとしては，食材，料理および食事の３つのレベルがある，と定義している。

　栄養面を軸としつつ，事業者が行う環境面に配慮した取り組みにも焦点を当て，産学官等が連携して持続可能性を高める視点を持ちながら進めていく（図４－７）。栄養面に配慮した食品を事業者が供給し，そうした食品を消費者が自身の健康関心度等の程度にかかわらず，自主的かつ合理的に，また自然に選択でき，手頃な価格で購入し，普段の食事において利活用しやすくする。これにより国民の健康の保持増進を図るとともに，活力ある持続可能な社会の実現を目指す。

　優先して取り組む課題として，栄養面では「食塩の過剰摂取」が挙げられている。当分の間，「内食」（家庭内調理），「中食」（持ち帰り弁当・惣菜等）を対象とし，「減塩」に取り組む。また，「経済格差に伴う栄養格差」や「若年女性のやせ」の問題も取り組み対象となっている。

(2) 健康日本21（第二次）の目標設定

　「健康日本21（第二次）」における栄養・食生活の目標設定の考え方では，図４－８（p.48）に示すように生活の質の向上と社会環境の質の向上によって，到達目標である健康寿命の延伸と健康格差の縮小を目指すことになるが，食を通じた「社会参加の機会の増加」「健康のための資源へのアクセスの改善と公平性の確保」などのより広い意味で栄養・食生活関連の環境整備をとらえ，目標が設定された。

　社会環境の整備では，民間企業，関係組織，関係団体など，社会資源のつながりも重要となる。

　これまでも，食環境整備に関する取り組みとしては，県・保健所を中心に「外食栄養成分表示ガイドライン」に沿って飲食店で提供するメニューへの栄養成分表示事業や，「食事バランスガイド」を用いて総菜や持ち帰り弁当にその内容を表示し，栄養バランスについての情報を提供する，などがあげられる。

　また，2013（平成25）年に厚生労働省から出された「地域における行政栄養士による健康づくり及び栄養・食生活の改善の基本方針」において「食を通じた社会環境の整備の促進」があげられ，保健所においては，特定給食施設における栄養管理状況の把握および評価に基づく指導・支援，飲食店によるヘルシーメニューの提供等の促進など６項目が示された。市町村においては食育促進のネットワークの構築など３項目が示されている。

　最近では，市町村においても食環境整備に取り組むところが増えている。健康づくりはもちろんのこと地産地消との関連もあり，まちぐるみでの取り組みとなっている。次にその１例として，宮城県東松島市の取り組みを示す（p.46〜47）。

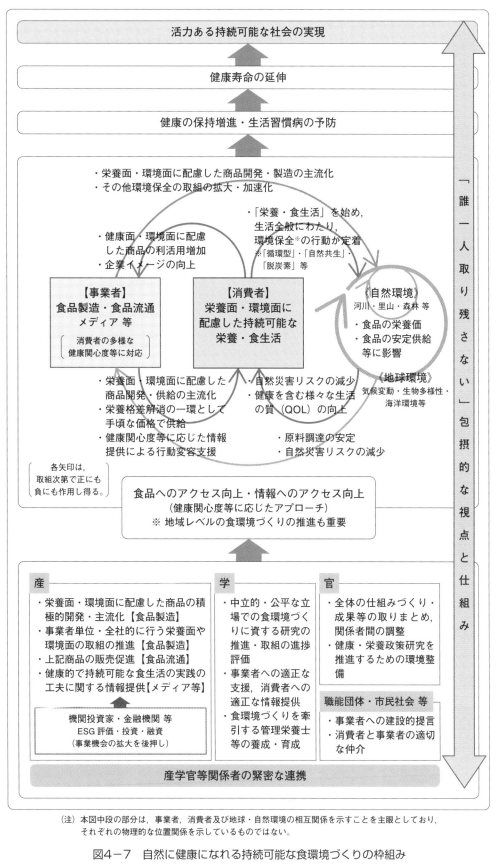

図4-7　自然に健康になれる持続可能な食環境づくりの枠組み

（注）本図中段の部分は，事業者，消費者及び地球・自然環境の相互関係を示すことを主眼としており，
それぞれの物理的な位置関係を示しているものではない。

資料）厚生労働省「自然に健康になれる持続可能な食環境づくりの推進に向けた検討会」報告書，2021年

～宮城県東松島市の取り組み～
スマホでも紙面でもお店でも
いつでもどこでも健康な食事に触れることができるまちづくり

1．東松島市の概要

　宮城県東部，仙台市の北東約30kmに位置し，南西部に「奥松島」を抱えた美しい景観を有する人口39,304人（令和4年1月1日現在）の市である。2011（平成23）年3月11日の東日本大震災では甚大な被害を受けながらも，2018（平成30）年6月には政府からSDGs未来都市にも選定され，「住み続けられ持続・発展する東松島市－地方創生のトップランナーをめざす―」を市総合計画の目標に掲げ，まちづくりをすすめている。

　行政栄養士は6名（正職3名，会計年度任用職員3名）が健康づくり部門に一括配置され，母子保健，特定健診・保健指導，高齢者フレイル予防等のライフステージに応じた対策や公立保育所給食栄養管理等の業務を担っている。

2．事業開始の背景（健康課題）

　2014（平成26）年には東松島市健康21計画（第2次）が，また2016（平成28）年には第2期東松島市食育推進計画が策定されている。これらの策定の過程において以下の健康課題があげられた。

　メタボリックシンドローム該当者・予備群の割合が男性で2人に1人（53.0％，2012年調査）と高い。また大人のメタボ問題が児童生徒の肥満問題にリンクし，家庭での問題になっているのではないか（肥満傾向児の割合：小学1年男子9.09％，女子5.85％（2016年調査））。一方，食生活の面では，朝食を毎日食べる人の割合が20代男性58.0％，30代男性64.6％。主食・主菜・副菜をそろえて食べるようにしている人の割合は男性で47.7％，女性で61.3％。さらに野菜を毎食食べている人は29.5％といずれも低かった（2013年調査）。

3．健康増進計画等の目標

　以上の結果を踏まえ，目標を設定した（以下抜粋）。

・東松島市健康21計画（第2次）

メタボリックシンドローム該当者・予備群の割合の減少
肥満傾向児の割合の減少
1日に野菜を3～5皿食べる人の増加　など

・第2期東松島市食育推進計画

主食・主菜・副菜をそろえて食べるようにしている人の割合の増加　など
野菜を毎日食べている人の割合の増加

4．課題を踏まえた対策の方向性

・「地産地消で健康になろう」という循環型の発想は生産者と消費者双方の関心を高め，好循環につながる
・若い世代へのアプローチがどの施策にも求められている
・本人が意図せずとも，おのずと健康な食生活を営める環境づくりが必要。
・より効果的，効率的な事業展開とするため，関係機関や関係団体，企業の支援や協力，協働の形で事業展開する。

5．事業の展開

　事例図1は，東松島市の食環境整備の状況をまとめたものである。この中からいくつか紹介していく。

（1）デジタル化による食育の推進

　若い世代へのアプローチがどの施策にも求められることからSNSによる情報発信の取り組みをスタートさせた。

　1つは，料理WEBサイトで高い人気のクックパッド内の「ヒガマツ大学食育学部公式キッチン」のページに毎月19日（食育の日），料理を掲載している。ここで紹介する料理は地元の旬の農産物や魚介類を使ったヘルシーな料理および離乳食や介護食で，レシピ考案は行政栄養士のほか，市内の病院や福祉施設，学校給食の管理栄養士や地元の主婦が作る日常の食事のレシピまで多岐にわたる。調理過程から撮影を行い，料理の完成写真とともに掲載している。

住んで・訪れて　健康な食事に
触れることができるまち　東松島市

お家で　　　お店で　　　お弁当で　　　外食で

ヒガマツ大学
食育学部公式
キッチン
クックパッド
東松島食べる学校テキスト
スマホで
食育アプリ

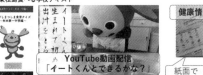

ひがまつヘルスベジまつり

東松島市の地元食材を活用したスマートミール

健康情報かわら版

ひがしまつしま
食べメッセ

東松島
食べる学校

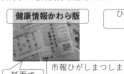

YouTube動画配信
「イートくんとできるかな？」

紙面で

市報ひがしまつしま

イベントで

～市民がより長く元気に活躍できることを目指し，高齢者のフレイル予防のほか若いうちからの生活習慣病予防のための食環境～

事例図1

　２つ目は「東松島食育アプリ」の制作である。市民，特に子育て世代がいつでもどこでも手軽に東松島市の食育情報に触れられる環境づくりの一環として地元の大学と協働して製作した。主な内容は，市の特産品にまつわるクイズや食事マナーに関するもの，野菜に関するゲームなどとなっている。

　３つ目は，市の公式キャラクター「イート」が料理に，運動に，健康づくりに関するいろいろなミッションに取り組む様子をYouTube「イートくんチャンネル」で配信するものである。若い世代への食育や健康増進に関する情報発信の強化を目指す。

(2) 地元食材を活用した食環境整備

　（1）の施策と並行して野菜摂取アップキャンペーン「ひがまつヘルスベジまつり」を開始した。これは市民が野菜の摂取目標量350gを理解し，実践することで肥満や生活習慣病予防につなげることを目標に，直売所や飲食店と連携し，実施している。みやぎ食育推進月間である11月の１か月間に直売所で販売している野菜にシールを貼り，その野菜とクックパッドにアップしているレシピをセットで消費者が手にすることで，家庭での消費につなげるものである。シールのついた野菜や野菜を含む商品を購入するごとにシールを集め，20枚で市の特産物などと交換でき

るなどのインセンティブを付与するものである。

　２つ目は，「スマートミール」への取り組みである。働き盛り男性など料理をしない人にも気軽に身近なところで「健康な食事」に触れられる環境を整えていきたいという思いから，2019（令和元）年度にスマートミールの開発に着手。開発にあたっては，あくまでも飲食店が主体となったメニュー開発とし，行政栄養士は栄養計算などの支援や飲食店内の健康的な空間づくりの支援などサポート役に徹し，飲食店側の「お客様へ美味しさと健康を届けたい」という理解のもと継続されている。

　事例図２にスマートミールの取り組みの経緯を示す。2019（令和元）年度から現在まで６店舗で18種類のスマートミールの開発を行い，2021（令和３）年７月現在４店舗14種類を販売している。

　このほか，「東松島食べる学校テキスト」の発行がある。市民の栄養相談時に寄せられた赤ちゃんから高齢者までの食に関する困りごとのデータをもとに，解決策の一助になるよう世代別に制作。離乳食は４か月児健診で，成長期の食事は市内小中学校を通じて，働き盛り世代，若い女性，高齢期のフレイル対策の食に関しては，地域活動を通じて配布し，家庭での実践につなげている。

（資料提供：宮城県東松島市）

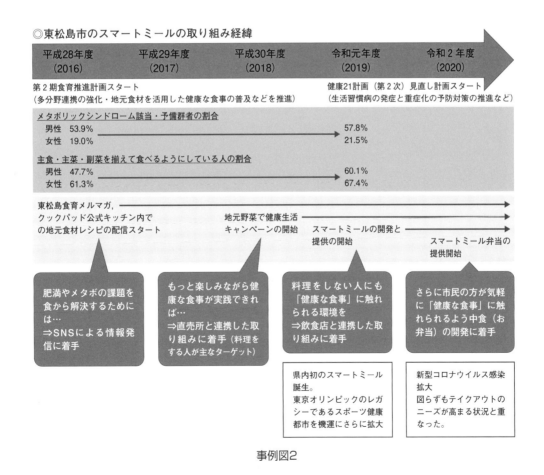

事例図2

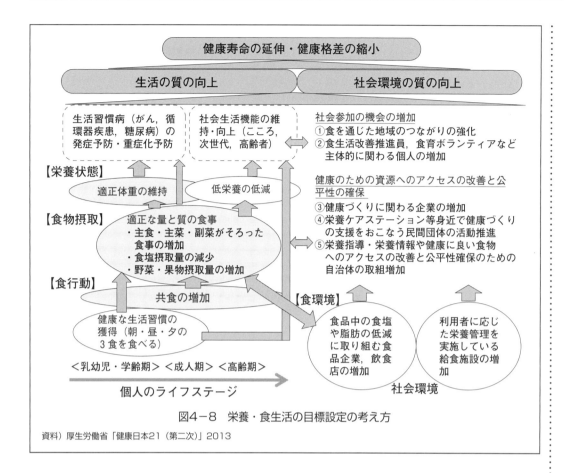

図4-8　栄養・食生活の目標設定の考え方

資料）厚生労働省「健康日本21（第二次）」2013

2 栄養成分表示の活用

　食品表示は，食環境づくりの一環として大きな役割を果たす。また，消費者が食品を購入するときに，品質内容や利用方法などを見極めるための大切な情報源ともなる。

　栄養成分表示は，熱量，たんぱく質，脂質，炭水化物，食塩相当量の5項目の表示が義務付けられており，表示や単位のほか，表示が推奨される成分や任意表示ができる成分が示されている。それ以外の成分は枠外に区別して表示される（図4-9）。さらに，食品に含まれる栄養素の量が低減された，あるいは強化された旨の表示である「栄養強調表示」をする場合の基準値も定められている。

　このように，栄養成分表示が義務化されたことから，消費者が栄養成分と生活習慣病との関連を正しく理解し，商品選択の際に役立てることで，健康で栄養バランスの取れた食生活につなげていくことができる。また，食環境整備に関する取り組みを行うときには，これらのルールに基づいた表示とその普及が必要である。

　なお，保健所では，食品表示法に基づく栄養成分表示の表示内容に関する指導や，健康増進法に基づく虚偽・誇大広告に関する指導を行っている。

3 特別用途食品の活用

　食生活の多様化や健康志向の高まりから，いわゆる「健康食品」が多種・多様に販売されている。これらの食品のうち，特別用途食品と保健機能食品は，法令上で明確な定義がなされ，対象者が限定されていたり，特定の保健機能を持つなどの特徴がある。消費者はそれぞれの食品について正しく理解して，選択し，活用することが必要となる。

　特別用途食品（特定保健用食品を除く）は，病者用，妊産婦，授乳婦用，乳児用，えん下困難者用などの特別の用途として，健康の保持や回復，発育などに適する用途について表示されてい

る。健康増進法に基づき，消費者庁の許可を受けて，適する旨の表示と許可証票がつけられており，医師や管理栄養士，薬剤師からの助言や指導を受けながら，利用対象者が自ら選択して利用することが基本となる（図4－10）。

また，特別用途食品の1つに特定保健用食品（トクホ）がある。特定保健用食品はからだの生理学的機能などに影響を与える保健機能成分を含む食品で，個別に科学的根拠に関する審査を受け許可を受けた食品であり，特定保健用食品および条件付き特定保健用食品には許可マークが付されている（図4－11）。

特定保健用食品と栄養機能食品，機能性表示食品を保健機能食品といい，機能性の表示ができる。栄養機能食品は，ビタミンやミネラルの特定の栄養成分を含むものとして食品表示法により内閣総理大臣が定めた基準に従って，当該栄養成分の機能を表示するものであり，個別の許可申請を行う必要がない。

【義務表示】
食品表示法により，表示が義務付けられた5つの項目である。これらは，生活習慣病予防や健康の維持・増進に深く関わる重要な成分である。
※熱量はエネルギーと表示できる。

【推奨表示】
脂質のうち「飽和脂肪酸」，炭水化物のうち「食物繊維」は，日本人の摂取状況や生活習慣病予防との関連から表示することが推奨される成分である。

栄養成分表示
1食（○g）当たり

熱量　　　　○ kcal
たんぱく質　○ g
脂質　　　　○ g
炭水化物　　○ g
食塩相当量　● g

【表示の単位】
100 g当たり，100 ml当たり，1個当たり，1食当たりなど，それぞれの単位ごとに栄養成分の含有量が表示される。

ナトリウムの含有量は食塩相当量として表示。

高血圧予防の観点から，食塩摂取量の目標と比較しやすくなった。

【任意表示】
ミネラル（カルシウム，鉄など），ビタミン（ビタミンA，ビタミンCなど），n-3系脂肪酸，n-6系脂肪酸，コレステロール，糖質及び糖類は，任意で表示される。

図4-9　食品表示制度における栄養成分表示

資料）消費者庁「食品の栄養成分表示制度の概要」

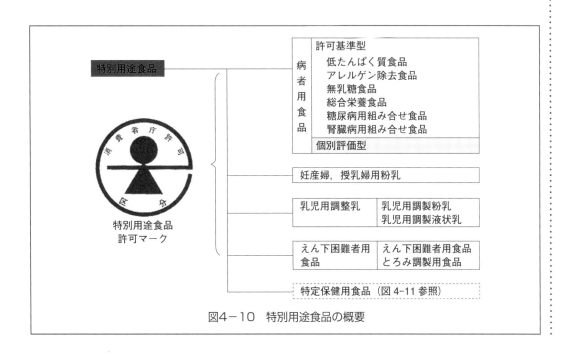

特別用途食品

許可基準型
　低たんぱく質食品
　アレルゲン除去食品
　無乳糖食品
　総合栄養食品
　糖尿病用組み合せ食品
　腎臓病用組み合せ食品
個別評価型

病者用食品

妊産婦，授乳婦用粉乳

乳児用調整乳　　乳児用調製粉乳
　　　　　　　　乳児用調製液状乳

えん下困難者用食品　えん下困難者用食品
　　　　　　　　　　とろみ調製用食品

特定保健用食品（図4-11参照）

特別用途食品
許可マーク

図4-10　特別用途食品の概要

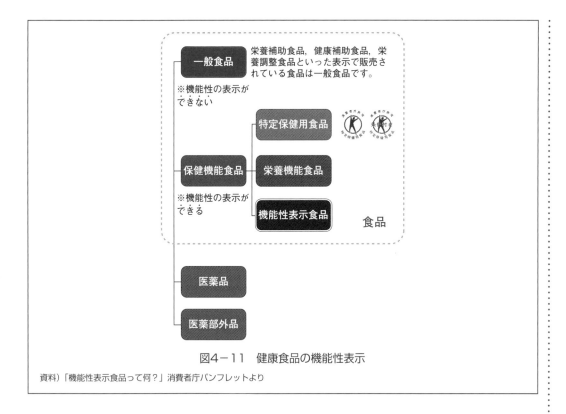

図4-11　健康食品の機能性表示

資料）「機能性表示食品って何？」消費者庁パンフレットより

機能性表示食品は，事業者の責任において，科学的根拠に基づいて表示されるもので，消費者庁長官の個別の許可を受けたものではない。販売の前には，安全性，機能性の根拠に関する情報などが消費者庁長官へ届けられ，その情報は消費者庁のホームページで公開される*。なお，機能性表示食品の多くは，医薬品と誤認するような錠剤・カプセル状をしており，消費者が医薬品的な効果を期待して利用している場合も考えられる。

これら保健機能食品には，「食生活は，主食・主菜・副菜を基本に，食事のバランスを」の表示が義務づけられている。日ごろの食生活を見直すことを基本に，これらの食品を利用することになる。これらの情報が必要な人に届くよう普及啓発が必要である。

④「健康な食事」の普及啓発

栄養バランスのとれた食事の普及が，さまざまな食事の提供場面において一層の工夫や広がりを持って展開されるようにとの考えから，2015（平成27）年９月に厚生労働省より，「日本人の長寿を支える『健康な食事』の普及について」の通知が発出され，健康な食事のとらえ方（定義）（図４−12）と生活習慣病予防やその他の健康増進を目的として提供する食事の目安（基準）（表４−８）が示された。

これを受け，2018（平成30）年４月より，外食・中食・事業所給食において認定基準に適合した食事を，継続的に健康的な環境で提供している店舗や事業所を認証する「健康な食事・食環境」認証制度が開始された。この認定基準に適合した食事，すなわち健康に資する要素を含む栄養バランスの取れた食事の通称がスマートミールである（表４−９）。

食の外部化が進むなか，これらの取り組みをしている店舗や事業所が増え，スマートミールを利用する人が増えていくようになれば，知らず知らずのうちに健康になる人が増える。このような食環境整備を行うためには，行政栄養士が飲食店主や事業所給食へ働きかけ，栄養管理に関するサポートを進めていくことが求められる。また，こうした取り組みは町，地域全体で推進していく必要がある。

*消費者庁「機能性表示食品の届出情報検索」
https://www.caa.go.jp/policies/policy/food_labeling/foods_with_function_claims/search/

「健康な食事」とは何か。

日本は世界でも有数の長寿国です。
日本人の長寿を支える「健康な食事」とは何か。
栄養学や医学の専門家をはじめ，食品や調理，食文化，給食，生産流通など食に関わる多領域の専門家や実務者の方々により，幅広い観点から検討を進めてきました。
その結果，日本人の長寿を支える「健康な食事」は，健康や栄養バランス，おいしさ，楽しみといったものから，食料生産・流通，食文化まで，様々な要因から構成されていることがわかりました。これらの様々な要因を視野に入れ，「健康な食事」のとらえ方として整理しました。

日本人の長寿を支える「健康な食事」のとらえ方

　「健康な食事」とは，健康な心身の維持・増進に必要とされる栄養バランスを基本とする食生活が，無理なく持続している状態を意味します。
　「健康な食事」の実現のためには，日本の食文化の良さを引き継ぐとともに，おいしさや楽しみを伴っていることが大切です。おいしさや楽しみは，食材や調理の工夫，食嗜好や食事観の形成，食の場面の選択など，幅広い要素から構成されます。
　「健康な食事」が広く社会に定着するためには，信頼できる情報のもとで，国民が適切な食物に日常的にアクセスすることが可能な社会的・経済的・文化的な条件が整っていなければなりません。
　社会全体での「健康な食事」は，地域の特性を生かした食料の安定供給の確保や食生活に関する教育・体験活動などの取組と，国民一人一人の日々の実践とが相乗的に作用することで実現し，食をめぐる地域力の維持・向上とともに，国民の健康とQOLの維持・向上に着実に貢献します。

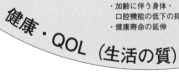

図4-12　日本人の長寿を支える「健康な食事」のとらえ方と要因例

資料）厚生労働省「『健康な食事』の普及」リーフレットより
https://www.mhlw.go.jp/file/04-Houdouhappyou-10904750-Kenkoukyoku-Gantaisakukenkouzoushinka/0000096855.pdf

表4-8　生活習慣病予防その他の健康増進を目的として提供する食事について（目安）

	一般女性や中高年男性で，生活習慣病の予防に取り組みたい人向け 650 kcal未満	一般男性や身体活動量の高い女性で，生活習慣病の予防に取り組みたい人向け 650～850 kcal
主食 （料理Ⅰ） の目安	穀類由来の炭水化物は40～70 g	穀類由来の炭水化物は70～95 g
主菜 （料理Ⅱ） の目安	魚介類，肉類，卵類，大豆・大豆製品由来のたんぱく質は10～17 g	魚介類，肉類，卵類，大豆・大豆製品由来のたんぱく質は17～28 g
副菜 （料理Ⅲ） の目安	緑黄色野菜を含む2種類以上の野菜（いも類，きのこ類・海藻類も含む）は120～200 g	緑黄色野菜を含む2種類以上の野菜（いも類，きのこ類・海藻類も含む）は120～200 g
牛乳・乳製品，果物の目安	牛乳・乳製品及び果物は，容器入りあるいは丸ごとで提供される場合の1回提供量を目安とする。 　牛乳・乳製品：100～200 g又はml（エネルギー150 kcal未満*） 　果物：100～200 g（エネルギー100 kcal未満*） *これらのエネルギー量は，650 kcal未満，または650～850 kcalに含めない。	
料理全体の目安	〔エネルギー〕 　○料理Ⅰ，Ⅱ，Ⅲを組み合わせる場合のエネルギー量は650 kcal未満 　○単品の場合は，料理Ⅰ：300 kcal未満，料理Ⅱ：250 kcal未満，料理Ⅲ：150 kcal未満 〔食塩〕 　○料理Ⅰ，Ⅱ，Ⅲを組み合わせる場合の食塩含有量（食塩相当量）は3 g未満 （当面3 gを超える場合は，従来品と比べ10%以上の低減） 　○単品の場合は，食塩の使用を控えめにすること （当面1 gを超える場合は，従来品と比べ10%以上の低減） ※1　エネルギー，食塩相当量について，見えやすいところにわかりやすく情報提供すること ※2　不足しがちな食物繊維など栄養バランスを確保する観点から，精製度の低い穀類や野菜類，いも類，きのこ類，海藻類など多様な食材を利用することが望ましい	〔エネルギー〕 　○料理Ⅰ，Ⅱ，Ⅲを組み合わせる場合のエネルギー量は650～850 kcal未満 　○単品の場合は，料理Ⅰ：400 kcal未満，料理Ⅱ：300 kcal未満，料理Ⅲ：150 kcal未満 〔食塩〕 　○料理Ⅰ，Ⅱ，Ⅲを組み合わせる場合の食塩含有量（食塩相当量）は3.5 g未満 （当面3.5 gを超える場合は，従来品と比べ10%以上の低減） 　○単品の場合は，食塩の使用を控えめにすること （当面1 gを超える場合は，従来品と比べ10%以上の低減） ※1　エネルギー，食塩相当量について，見えやすいところにわかりやすく情報提供すること ※2　当該商品を提供する際には，「しっかりと身体を動かし，しっかり食べる」ことについて情報提供すること

資料）厚生労働省「生活習慣病予防その他の健康増進を目的として提供する食事の普及に係る実施の手引」，p.3

表4-9　スマートミールの基準

1	エネルギー量は，1食当たり450～650 kcal未満（通称「ちゃんと」）と，650～850 kcal（通称「しっかり」）の2段階とする。
2	料理の組み合わせの目安は，①「主食＋主菜＋副菜」パターン②「主食＋副食（主菜，副菜）」パターンの2パターンを基本とする。
3	PFCバランスが，食事摂取基準2015年版に示された，18歳以上のエネルギー産生栄養素バランス（PFC%E；たんぱく質13～20%E，脂質20～30%E，炭水化物50～65%E）の範囲に入ることとする。
4	野菜等（野菜・きのこ・海藻・いも）の重量は，140 g以上とする。
5	食塩相当量は，「ちゃんと」3.0 g未満，「しっかり」3.5 g未満とする。
6	牛乳・乳製品，果物は，基準を設定しないが，適宜取り入れることが望ましい。
7	特定の保健の用途に資することを目的とした食品や素材を使用しないこと。

スマートミールだけで，健康になったり，生活習慣病が予防できるわけではありません。
健康づくりには，スマートミールのような，栄養バランスのとれた食事を継続的に食べ，積極的に身体を動かし，禁煙，節酒を心がけるなど，適正な生活習慣が重要です。また，現在治療を受けておられる方は，主治医にご相談の上，スマートミールをご利用ください。

資料）「健康な食事・食環境」コンソーシアム事務局ホームページ

演習問題

＜第1問＞

健康日本21（第一次）からこれまで，食環境整備に関するいろいろな取り組みがなされています。あなたが住む地域における外食の場や販売している食品などについての食環境整備に関する取り組みを調べ，次の表に記入してみましょう。

取り組み内容（具体的に）	実施主体	使用しているツール	アクセス方法
（例）・減塩のヘルシーメニューの提供	（例）・○○レストラン	（例）・メニューの栄養成分表示	（例）・食物（食品）へのアクセス

＜第2問＞

＜第1問＞に記載した取り組みの背景（地域の健康・栄養課題）を考えてみましょう。

4 健康・食生活の危機管理と食支援

1 災害時に想定される健康・栄養課題

　近年，日本全国で予測のつかない自然災害が起きており，甚大な被害をもたらしている。また，近年に発生した自然災害では，被災者が避難所等で生活する期間が長期化する傾向にあり，災害時の食料不足や偏りによる栄養状態の悪化が懸念される（図4-13）。

　災害対策基本法では，被災した市町村が主に避難所等で，被災者へ食品や飲料水を提供することとしており，国や都道府県は被災市町村に対し，その他必要な物資等の支援を行う。災害発生後から24時間以内のフェーズ*0といわれる期間は，被災者の安全確保が優先であり，被災地では被災状況の把握など混沌とした対応に追われ，避難所等への食料の配給が間に合わない場合がある。

　通常，被災地で備蓄されている食料や飲料，都道府県や国からの支援物資が各避難所へ届けられるまでの期間（おおむね1日〜2日程度）は，食料不足による摂取エネルギーの不足状態がみられる。発災後24時間から72時間以内のフェーズ1といわれる期間には，被災市町村をはじめ，都道府県や国からの支援により，食料や飲料の支援物資が届き，食料不足は解消されてくる。

　これまでの発災時に非常用の食料として配給される食品は，乾パンやごはん（非常用のアルファ化米），菓子パン，カップ麺といった炭水化物中心の食品が多く，被災者が食事から摂取する栄養素は，高エネルギーになり，たんぱく質やビタミン，ミネラル，食物繊維などの栄養素の不

*フェーズ
災害を時系列に示した時期のこと。
フェーズ0：災害発生時から24時間以内
フェーズ1：災害発生時から72時間以内
フェーズ2：災害発生時から4日〜1か月以内
フェーズ3：災害発生時から1か月以降

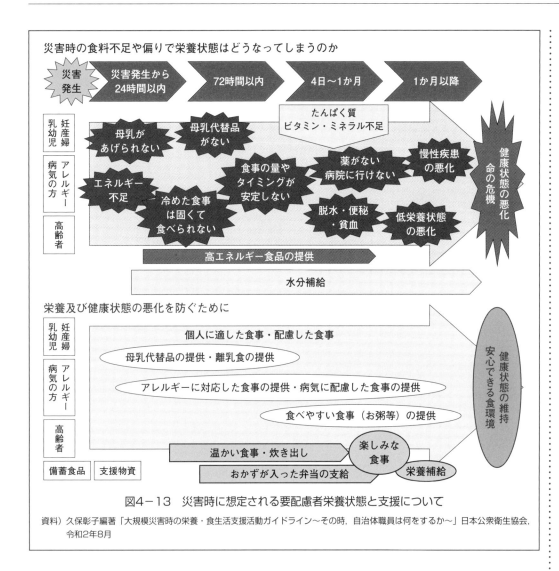

図4-13　災害時に想定される要配慮者栄養状態と支援について

資料）久保彰子編著「大規模災害時の栄養・食生活支援活動ガイドライン〜その時，自治体職員は何をするか〜」日本公衆衛生協会，令和2年8月

足がみられる。このような栄養素の不足が1か月程度続くと，避難者のなかには便秘や下痢，口内炎，貧血等を訴える人が出てくる。また，水などの飲料は発災後すぐ配給される傾向にあるが，避難所として使用される学校の体育館等に従来設置されているトイレの数は限られており，多くの被災者が避難するため，避難者が自身の排尿回数を減らそうと，水分の摂取を控えるといった行動がみられる。その結果，脱水症やエコノミークラス症候群，便秘の発症の原因になるといわれている。

　発災後，避難所には，乳幼児や妊産婦，高齢者も避難する。また，食物アレルギー疾患のある人や食事制限が必要な疾患のある人，宗教上の理由で食事制限のある人など，さまざまな人が避難所での食事の提供対象者となる。このようなとくに食事の配慮が必要な避難者には，摂取エネルギーや栄養素の過不足により，病状の悪化がみられるため注意が必要となる。

　また，災害による強度なストレスから不眠や不安症状による血圧や血糖値の上昇，避難生活が続くことによるストレスや活動量の低下に伴う食欲不振もみられる。

2　災害時の栄養・食生活支援体制

(1) 災害対策の法的な枠組み

　災害対策を総合的かつ計画的な防災として行政の整備および推進を図るため，災害対策基本法が1961（昭和36）年に制定された。災害対策基本法は，災害の予防や発災後の応急期の対応，災害からの復旧および復興といった各ステージを網羅的にカバーし，地震や津波，火山といった災害の種類や各ステージ別に，大規模地震対策特別措置法や活動火山対策特別措置法，原子力災

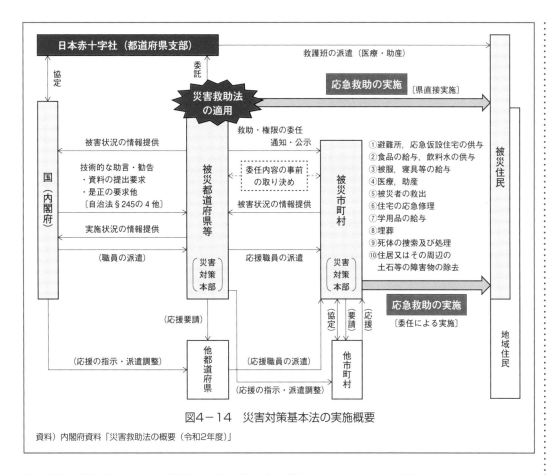

図4−14　災害対策基本法の実施概要

資料）内閣府資料「災害救助法の概要（令和2年度）」

害対策特別措置法といった個別の法律で対応する仕組みとなっている（図4−14）。

　災害対策基本法で示す「発生後の応急期の対応」の実施主体は基礎自治体である市町村である（災害対策基本法第5条）。都道府県は市町村の救助を後方支援し総合調整（災害対策基本法第4条）や市町村長からの応援要求，応援要請を受けねばならない（災害対策基本法第68条）。

　また，1947（昭和22）年に，発災後の応急期の応急救助の対応する個別の法律として，災害救助法が制定された。災害救助法には適用基準があり，災害により市町村等の人口に応じた一定以上の住家の全壊がある場合や多数の者が生命または身体に危害を受け，あるいは受ける恐れが生じた場合であって，避難して継続的に救助を必要とする場合などに，都道府県知事が被災市町村ごとの区域を定めて適用する。災害救助法が適用となった場合，「発生後の応急期の対応」の実施主体は都道府県に移行される（災害救助法第2条）。なお，都道府県は応急救助の実施に関する一部を市町村長へ委任することができるため（災害救助法第13条），避難所等での被災者への直接的な支援は，市町村で実施されることが多い（図4−15）。

（2）管理栄養士・栄養士の派遣体制

　発災後に被災地の行政機関（市町村，保健所，都道府県本庁等）へ他の自治体から管理栄養士が初めて派遣されたのは，2011（平成23）年に発生した東日本大震災の時である。厚生労働省健康局からの「被災地への行政機関に従事する公衆衛生医師等の派遣について（依頼）」（H23.3.20事務連絡）で対応する地域保健従事職種として，初めて管理栄養士が記載され，保健師らと共にチームで派遣された（図4−16）。

　行政管理栄養士・栄養士の派遣要請は，被災地の都道府県本庁が被災地市町村や被災地を管轄する保健所等から情報を収集し，まずは県内の行政管理栄養士・栄養士で応援可能か調整を行う。県内の行政管理栄養士・栄養士のみでは対応が難しいと判断する場合，必要な人数や期間，支援内容等を考慮し，厚生労働省へ派遣要請を依頼する。厚生労働省は，被災地の都道府県からの要請を受け，全国の都道府県へ管理栄養士・栄養士の派遣について照会し，派遣可能と回答があっ

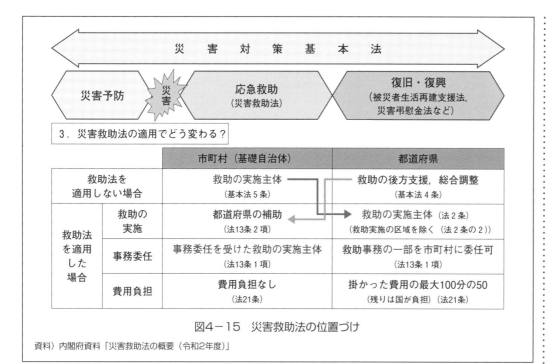

図4-15　災害救助法の位置づけ

資料）内閣府資料「災害救助法の概要（令和2年度）」

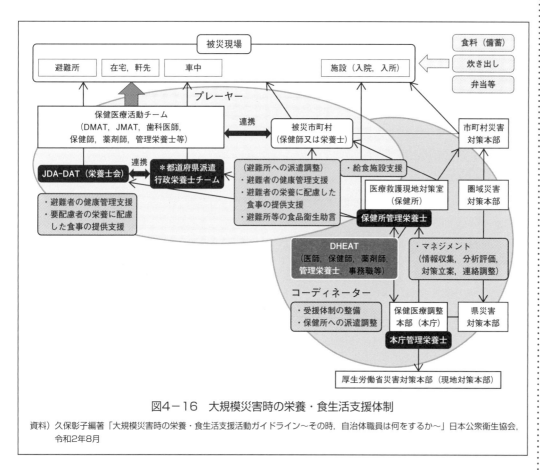

図4-16　大規模災害時の栄養・食生活支援体制

資料）久保彰子編著「大規模災害時の栄養・食生活支援活動ガイドライン～その時，自治体職員は何をするか～」日本公衆衛生協会，
令和2年8月

た都道府県のなかから調整して被災地へ派遣する。地域保健従事職種の一員として，保健師等の他の職種と一緒に派遣され，避難所や被災市町村などで，専門的な支援活動を行うチーム（プレーヤー）として活動する。

　また東日本大震災では，全国から延べ14万765人の自治体職員（管理栄養士以外の職種も含む）が被災自治体の支援に派遣されたが，被災地の自治体（市町村や保健所）が被災し，指揮調整部門が機能不全になったことから，被災自治体による災害時の指揮調整機能を補佐するため，災害

時健康危機管理支援チーム（Disaster Health Emergency Assistance Team：DHEAT）を設置した。DHEATの構成員は，都道府県および指定都市の職員で，公衆衛生医師，保健師，業務調整員と薬剤師や獣医師，管理栄養士などから，１チームあたり５名程度で各自治体に被災自治体の要請に応じ派遣される。DHEATは主に災害時発生後の初動時に派遣され，コーディネーターとして被災自治体の指揮調整機能を補佐する。

　行政管理栄養士・栄養士の派遣のほかに，日本栄養士会が設置する管理栄養士および栄養士の専門職の支援チーム（JDA-DAT）の活動や，食生活改善推進員等の住民ボランティアによる活動なども，被災地自治体の要請のもと，避難所等でプレーヤーとしての活動が行われており，各チームとの連携と分担による支援活動が必要となる。

(3) 災害時の栄養・食生活支援活動の役割分担

　発災時の被災地での支援活動は，災害の規模が大きくなるほど，多くの支援者が必要となる。発災前の平時における市町村や保健所，都道府県に配置されている行政管理栄養士・栄養士は少数であることから，災害時の栄養・食生活支援活動では他地域からの応援が必要となる。こうした被災地での栄養・食生活支援活動は，避難者の健康管理を支援する「対人保健」，避難所等で提供する食事の栄養管理や食品衛生助言，給食施設等での災害対応を支援する「対物保健」，そして被災や支援情報の共有や食事の栄養分析評価，改善策の立案，派遣調整等を行う「マネジメント」の３つがある（表４－10）。

　避難者の健康管理を支援する「対人保健」では，被災地市町村の保健師や管理栄養士・栄養士を中心に，被災地市町村の支援として派遣された被災県内または他自治体の管理栄養士・栄養士が協力し，避難所等での被災者の栄養相談や，避難所で提供される食事の調査，栄養補給に必要な食品の検討等を行う。さらに避難者のなかでも，高齢者等で摂食や嚥下が困難な人や疾病による食事制限のある人，また乳幼児や妊産婦等，個別に食事支援が必要な避難者への支援については，日本栄養士会のJDA-DATの派遣を要請し，支援を分担することが有効である。

　「対物保健」では，避難所等で提供する食事（炊き出しや弁当，備蓄食品など）での摂取エネルギーや栄養素の過不足による健康問題の発生を防ぐことを目的に，適切なエネルギー量および栄養素量の提供が可能となるよう支援する。その際，避難所等への食事提供を担当する被災市町村の関係部署と連携して取り組む。また，特別な食事の配慮が必要な要配慮者には，持病や障害の悪化を防ぐために，日本栄養士会（JDA-DAT）の協力のもと，特殊栄養食品の配布や個別相談を実施する。さらに，避難所等での食中毒や感染症の発生を予防するために，食品衛生に関する助言を保健所食品衛生監視員または管理栄養士等が連携して行う。

　「マネジメント」では，被災市町村の備蓄や避難所への支援物資，提供食の状況を把握し，必要な食品や食事内容の改善策を災害対策本部や関係部署へ提案する。また，支援活動を行うチーム間の連絡調整等も，行政管理栄養士・栄養士が担う大きな役割である。

③ 災害発生時の栄養・食生活支援活動

　発災後すぐに取り掛かるべきことは，組織としての初動体制を確立することである。各組織（職場）の規定に沿って，職員の安否確認や出勤可能な職員を参集する。発災後すぐに被災市町村や都道府県等において災害対策本部が設置される。また，保健医療部門では，保健医療調整本部を都道府県および被災地を管轄する保健所に設置する。さらに被災者の生命を守る活動として，医療チームの派遣や自衛隊の派遣を要請する。出勤可能な職員は，各職場へ出勤し，集まった職員で支援活動に向けた体制を整える。

　被災地の市町村および管轄保健所等では，ライフラインの状況や被災による被害状況，避難所の開設や避難者数の状況等を収集し，関係機関へ提供する。全体の初動体制を整備した後，各専

表4−10 大規模災害時の栄養・食生活支援体制に基づく主な役割分担表

		被災市町村（保健師又は栄養士）	【市町村支援】派遣行政栄養士	保健所管理栄養士【保健所支援】派遣行政栄養士	DHEAT（医師，保健師，薬剤師，管理栄養士，事務職等）	本庁管理栄養士【本庁支援】派遣行政栄養士	厚生労働省	JDA-DAT（栄養士会）
対人保健	避難者の健康管理支援	健康な食に関する普及啓発，健康教育（ポピュレーションアプローチ）避難者の食の自立に向けた支援（自助による栄養量の確保）		市町村及び派遣行政栄養士の支援 関係団体等（JDA-DAT含む）による支援チームの支援 健康課題のアセスメント		保健所の支援		避難者への個別巡回相談（ハイリスクアプローチ）
	避難者の栄養に配慮した食事の提供支援	備蓄食品（固定・流通）又は支援物資からの栄養確保，提供支援 炊き出し，弁当等からの適切な栄養量の確保支援 炊き出しボランティアへの啓発（栄養量確保）		市町村（食事調達主管課含む）及び派遣行政栄養士の支援 不足資源の調達 調達資源の適正配分		保健所の支援	避難所における食事提供の栄養の参照量提示	
対物保健	要配慮者の栄養に配慮した食事の提供支援	要配慮者の把握 要配慮者に有用な食料（備蓄，支援物資）の確保，提供支援 要配慮者に配慮した食事（炊き出し，弁当）の提供支援		市町村及び派遣行政栄養士の支援 JDA-DATの支援		保健所の支援		特殊栄養食品ステーションの設置，配布
	避難所等の食品衛生助言	避難所の食事の衛生管理状況の把握と衛生助言 炊き出しボランティアへの衛生助言		食品衛生監視員との連絡調整 市町村及び派遣行政栄養士の支援		保健所の支援		
	給食施設支援			給食提供困難施設への支援		保健所の支援		
マネジメント	情報収集	備蓄および支援物資の状況把握 提供食の状況把握 避難所の食に関するニーズの把握		被災情報の収集 量販店，スーパー等の食料提供状況の把握 ライフライン復旧状況の把握		保健所の支援		
	分析評価	提供食の食事調査		食事調査の分析，評価				
	対策立案・支援要請	保健活動計画の立案 通常業務の再開計画の立案		優先対策の決定 市町村および派遣行政栄養士の支援		保健所の支援		
	関係機関との連絡調整	炊き出し実施団体との連絡調整 弁当業者との連絡調整 JDA-DATとの連絡調整		災害対策本部との連絡調整 組織・職種横断的な調整（支援チーム） 市町村および本庁との連絡調整		災害対策本部との連絡調整 保健所との連絡調整 JDA-DATとの連絡調整 厚生労働省との連絡調整	都道府県との連絡調整	保健所，市町村との連絡調整 本庁との連絡調整
	受援体制の整備	受援内容の計画，要望		支援要望のとりまとめ 管理栄養士・栄養士の派遣要請 JDA-DATの派遣要請 受援内容の計画，要望		管理栄養士・栄養士の派遣要請，調整 JDA-DATの派遣要請 受援内容の依頼	管理栄養士・栄養士の派遣調整	

資料）久保彰子編著「大規模災害時の栄養・食生活支援活動ガイドライン〜その時，自治体職員は何をするか〜」日本公衆衛生協会，令和2年8月

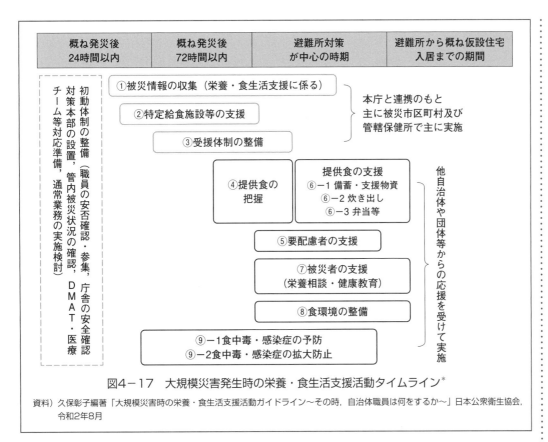

図4−17　大規模災害発生時の栄養・食生活支援活動タイムライン*

資料）久保彰子編著「大規模災害時の栄養・食生活支援活動ガイドライン～その時，自治体職員は何をするか～」日本公衆衛生協会，令和2年8月

*タイムライン
災害が発生した際に，時間経過に応じてどのような行動をとるべきかを，事前に考えて決めておく行動計画のこと。

門職において必要な支援活動を役割分担のもと実施する。

大規模災害発生時の栄養・食生活支援活動の流れについて，フェーズの時期を目安に図4−17に示す。

①被災情報の収集（栄養・食生活支援に係る）

被災地を管轄する保健所は，被災地の市町村等で勤務する保健師や管理栄養士・栄養士の出勤状況や当面の従事業務を確認する。また，被災地の災害対策本部に寄せられた避難所情報を確認し，食料不足といった栄養・食生活関連の課題を抽出する。

抽出した課題に対し，優先すべき課題の対応策を検討する。また，当面の従事業務において，被災市町村の管理栄養士・栄養士が栄養・食生活支援活動に専従できるよう調整を行う。

②特定給食施設等の支援

平常時の保健所業務に健康増進法に基づく特定給食施設指導がある。これは特定給食施設における利用者の栄養管理や給食の食品衛生指導とあわせ，災害時の給食提供対策として，非常食の備蓄を進めるものである。

災害発生後，管轄する特定給食施設のライフラインの状況や厨房の使用可否状況，調理従事者の出勤状況，給食提供状況を把握し，必要な支援を行う。被災状況の収集方法は，医療機関の被災状況の収集として全国の都道府県や保健所等に配備されている「広域災害・救急医療情報システム（EMIS**：Emergency Medical Information System）」を活用する。また，医療機関以外の施設に関しては，高齢や福祉の関係課と連携し，被災状況の把握を行う。

③受援体制の整備

災害の規模に応じ，被災市町村および管轄保健所の管理栄養士・栄養士のみで支援活動が困難な場合，他自治体からの応援を要請する。避難所等での栄養・食生活関連の課題を踏まえ，必要な支援について被災市町村と管轄保健所の管理栄養士・栄養士が協議し，応援が必要な活動と人数を決め，都道府県の関係課へ要請する。また，行政管理栄養士・栄養士以外にJDA-DATや食生活改善推進員など応援を要請したい団体などへの要請も行う。

**EMIS
災害発生時に被災した都道府県を超えて医療機関の稼働状況など災害医療にかかわる情報を共有し，被災地域で迅速かつ適切に医療救護に関する各種情報を集約・提供していくためのシステム。EMISでは，医療機関の被災状況のほか，避難所状況や救護所状況も入力できる。

④提供食の把握

被災市町村の避難所等で提供する食事は，備蓄食品や支援物資（食品），炊き出しによる食事提供，弁当提供など，各自治体で異なる。発災後に避難所等で提供されている食料の不足状況や提供内容の把握を行う。把握方法は，被災市町村の災害対策本部または食事提供を担当する部署へ把握する方法や，避難所へ直接訪問して把握する方法がある。また，食料の不足状況を把握する方法として，先陣として派遣される医療救護チームなどが，広域災害・救急医療情報システム（EMIS）の避難所情報に食料に関する項目「飲料及び食事量の充足・不足」に入力したデータを活用する。

発災後の初動段階（フェーズ１程度）では，食料不足のみられる避難所の状況を把握し，被災市町村の備蓄食品からの提供，あるいは必要な食品を支援物資として供給してもらうよう調整を行う。また，災害の規模が大きく避難所に入れない場合や，小さい子どもや障害等の理由で避難所での生活が困難な場合など，避難所以外の場所（車中泊や軒先避難など）で避難する被災者もいる。こうした避難所以外で生活する避難者の食事状況も把握する必要がある。

⑤要配慮者への支援

避難所等で，特別な食事支援が必要となる対象は，乳児（母乳，粉ミルク，特殊ミルク，離乳食）や妊産婦，摂食・嚥下困難者（高齢者や障害者等），食物アレルギー疾患者，食事制限がある慢性疾患者（糖尿病，高血圧，腎疾患等），経管栄養（胃瘻等），身体・知的障がい者，宗教等の理由で食べられない食品がある人（外国人など）があげられる。これらの要配慮者に応じた食事の提供支援を行う。初めに，各避難所に避難している要配慮者の状況を保健師等と連携し把握する。また，避難所の受付時に要配慮者の情報が収集できるよう調整する。広域災害・救急医療情報システム（EMIS）の避難所情報にも要配慮者の項目があり，その情報を活用する。

避難所食事状況調査票（図４−18）をもとに，要配慮者に配慮した食品等の不足はないか把握し，必要な食品を被災市町村の備蓄食品や支援物資から調達する。必要であれば，都道府県へ特殊栄養食品ステーションの設置をJDA-DAT（日本栄養士会災害支援チーム）に依頼する。

アレルギー疾患者に対し，避難所で提供する食事にアレルギー食品が含まれているのか，本人または家族が確認および選択できるよう，献立や使用されている原材料の情報提供を行う。また，疾病により食事制限がある避難者に対し，避難所等を巡回し，かかりつけ医または医師の指示のもと，避難生活での食事のとり方について，個別に相談対応を行う。

避難者には被災地に居住または観光等で訪れる外国人も対象になる。栄養・食生活においても困難な状況となるため，外国語版リーフレットなどを活用した支援を行う。なお国立健康・栄養研究所のホームページには，英語，スペイン語，中国語など６か国語の災害時における栄養・食生活支援のリーフレットが掲載されているので，あらかじめ用意しておくとよい。(https://www.nibiohn.go.jp/eiken/disasternutrition/info_saigai_global.html*)

*災害時の外国語リーフレット

⑥提供食の支援

発災後フェーズ２程度の段階から，他自治体やJDA-DATからの応援管理栄養士・栄養士と連携し，各避難所の提供食の詳細な調査を行う。その結果から栄養価を算定し，「避難所における食事提供の評価・計画のための栄養の参照量」（厚生労働省通知）（p.63，表４−11）をもとに，主食・主菜・副菜を備えた適正なエネルギー量および栄養素量の食事の提供をめざす。

⑦被災者への支援

避難所等で提供される食事（支援物資，炊き出し，弁当など）の適切なエネルギー量および栄養素量の確保に向けた支援とあわせ，避難所等で医師や歯科医師，保健師等と連携し，管理栄養士・栄養士が巡回し，個別に相談を受ける。個別相談のなかで，個人の食事の摂取状況や訴えなどを踏まえ，必要に応じて栄養補助食品（ビタミン剤や食物繊維，とろみ剤等）を配布し，使用

9 避難所3（栄養）

避難所食事状況調査票　1/2ページ

調査日 ①	西暦　　年　月　日（　）	記入者 ②	あなたの所属A	□保健所₁ □市町村₂ □他自治体₃ □栄養士会₄ □その他₅：
			氏名B	
避難所名		避難所区分 ④		□指定₁ □その他₂：
避難者数 ⑤	避難者A：計（　　）人　？→【 □〜50人₁ □51〜100人₂ □101〜150人₃ □151〜500人₄ □501人〜₅】 在宅避難者等、食事だけ取りにくる人の食数B：（　　）食			
対応してくれた方 ⑥	氏名A：	お立場B		□避難所責任者₁ □食事提供責任者₂ □その他₃：
食事提供回数 ⑦	□0回₁ □1回₂ □2回₃ □3回₄／日	飲料水 ⑧		□なし₁ □不足（1人1日1.5L以下）₂ □十分₃

避難所にいる要配慮者に☑　人数把握が難しい場合は☑のみでOK ⑨

□乳児A　　人	不足しているものに☑	□乳児用ミルク_a □離乳食_b □おむつ_c □その他_d：
□食物アレルギーB　人		□7品目除去食_a □7品目以外の原因食品_b：
□高血圧C　　人		□減塩食_a □降圧剤_b □その他_c：
□糖尿病D　　人		□エネルギー調整食_a □内服薬_b □インスリン_c □その他_d：
□腎臓病E　　人		□低たんぱく食_a □低カリウム食_b □薬_c □その他_d：
□摂食嚥下困難者F　人		□とろみ調整食品_a □嚥下調整食_b □その他_c：
□妊婦及び授乳婦G　人		

□その他H：　□要配慮者はいないᵢ

使えるライフライン ⑩
□電気A　□ガス（湯を沸かす）B　□車による人や物のアクセスC　□上水道D　□下水道E　□プールの水F

避難所で提供している一般の食事について

区分	メニューB	量C	食事区分D（あったものに☑）	食事提供方法E（該当に☑）	左の食事への以下の団体・職種の関与（該当に☑）F
朝 ⑪A □足りている₁ □足りていない₂ □提供なし₃ □不明₄			□主食（ご飯／パン／麺）_a □主菜（肉／魚／卵／大豆）_b □副菜（野菜／きのこ／芋／海藻）（野菜ジュース等含む）_c □牛乳・乳製品_d □果物_e	□炊き出し_a □弁当_b □支援物資（調理不要）_c □備蓄品（調理不要）_d □その他_e	□自衛隊_a □栄養士_b □その他_c： □いずれも関与せず_d □不明_e
昼 ⑫A □足りている₁ □足りていない₂ □提供なし₃ □不明₄			□主食（ご飯／パン／麺）_a □主菜（肉／魚／卵／大豆）_b □副菜（野菜／きのこ／芋／海藻）（野菜ジュース等含む）_c □牛乳・乳製品_d □果物_e	□炊き出し_a □弁当_b □支援物資（調理不要）_c □備蓄品（調理不要）_d □その他_e	□自衛隊_a □栄養士_b □その他_c： □いずれも関与せず_d □不明_e
夜 ⑬A □足りている₁ □足りていない₂ □提供なし₃ □不明₄			□主食（ご飯／パン／麺）_a □主菜（肉／魚／卵／大豆）_b □副菜（野菜／きのこ／芋／海藻）（野菜ジュース等含む）_c □牛乳・乳製品_d □果物_e	□炊き出し_a □弁当_b □支援物資（調理不要）_c □備蓄品（調理不要）_d □その他_e	□自衛隊_a □栄養士_b □その他_c： □いずれも関与せず_d □不明_e
間食、菓子類アルコール等 ⑭					

図4-18　避難所食事状況調査票（1ページ目）

量や使用方法，用途について説明する。

　また，要配慮者も含め，避難生活における食料や飲料の摂取について啓発資料を作成し，個人に配布または避難所等に掲示する。さらに，被災地のスーパーや飲食店等の復旧を踏まえ，不足する栄養素を補助する食品や料理の購入を提案するなど，自助による復旧を支援する。

⑧食環境の整備

　被災地のスーパーや飲食店等の開店および食料提供の状況を把握し，必要に応じて被災者への情報提供を行う。避難所等の食事で不足する栄養素等がある場合は，自己調達による栄養補給が行えるよう被災者への啓発を行う。また，被災地の店舗において，健康に配慮したメニュー（弁

環境・衛生面	保冷設備（冷蔵庫）A	□有り1　　□有りだが使用不可2　　□無し3	
	調理者の手洗いB　現状に☑	□アルコール消毒a　□流水洗浄b　□不明c	
	喫食者の手洗いC　現状に☑	□アルコール消毒a　□流水洗浄b　□不明c	
	トイレD　使用可に☑	□元のトイレa　□仮設トイレ（　　）基b　□ポータブル（　　）基c	
	土足禁止エリアEに☑	□調理スペースa　□避難スペースb　□不明c	
	使える炊き出し資源Fに☑	□調理器具a	□人手d
		□スペースb	□食材e
		□熱源c（カセットコンロ・ガスボンベ等）	□その他f：
⑮	欲しい電気調理器具Gに☑	□電子レンジa　□電気ポットb　□その他c：	
被災者の身体・口腔状況	身体・口腔状況に問題がある人A	□いる（下のリストへ）1　□いない2　□不明3	
	該当者Bに☑	□風邪、熱など体調不良a	□エコノミークラス症候群ハイリスク者f
		□下痢、便秘、嘔吐などb	□皮膚症状g（アトピー性皮膚炎等）
		□感染症c（インフルエンザ・ノロウィルス・破傷風など）	□口内炎h
		□ぜんそくd	□不眠i
		□食欲不振e	□その他j：
⑯	その他身体・口腔状況（自由記述）C		
気が付いたこと	利用可能な人材A（助産師、調理員、手話通訳者など）		
⑰	その他B（宗教上のタブーがある人やその他問題点など）		
その他支援物資	不足しているものA		
⑱	余っているものB		

【チェックボックス（□）の下付き文字】
アルファベット⇒複数回答可の選択肢、数字⇒択一式の選択肢

公益社団法人　日本栄養士会作成

図4-18　避難所食事状況調査票（2ページ目）

当）の提供や，温かい食事の提供が可能となった場合には，被災市町村の食事調達を担当する部署と連携し，避難所等で提供する弁当の変更を行う。

⑨食中毒・感染症の発症予防

　被災市町村を管轄する保健所の管理栄養士は，食品衛生担当職員と感染症担当職員との連携のもと，避難所での食中毒および感染症の発生，蔓延防止を防ぐ対応を支援する。特に，避難所等へ提供される食事の衛生管理の状況を確認し，冷蔵保存が可能なスペースの確保を支援する。また，炊き出しの従事者に対する衛生指導や，避難者には提供された食事はとっておかずにすぐに食べるよう啓発を行う。

表4-11　避難所における食事提供の評価・計画のための栄養の参照量
－エネルギーおよび主な栄養素について－

目的	エネルギー・栄養素	1歳以上，1人1日当たり
エネルギー摂取の過不足の回避	エネルギー	1,800～2,200 kcal
栄養素の摂取不足の回避	たんぱく質	55 g以上
	ビタミンB₁	0.9 mg以上
	ビタミンB₂	1.0 mg以上
	ビタミンC	80 mg以上

※日本人の食事摂取基準（2015年版）で示されているエネルギー及び各栄養素の値を基に，平成27年国勢調査結果（愛媛県）で得られた性・年齢階級別の人口構成を用いて加重平均により算出

－対象特性に応じて配慮が必要な栄養素について－

目的	栄養素	配慮事項
栄養素の摂取不足の回避	カルシウム	骨量が最も蓄積される思春期に十分な摂取量を確保する観点から，特に6～14歳においては，600 mg/日を目安とし，牛乳・乳製品，豆類，緑黄色野菜，小魚など多様な食品の摂取に留意すること
	ビタミンA	欠乏による成長阻害や骨及び神経系の発達抑制を回避する観点から，成長期の子ども，特に1～5歳においては，300 μg RE/日を下回らないよう主菜や副菜（緑黄色野菜）の摂取に留意すること
	鉄	月経がある場合には，十分な摂取に留意するとともに，特に貧血の既往があるなど個別の配慮を要する場合は，医師・管理栄養士等による専門的評価を受けること
生活習慣病の予防	ナトリウム（食塩）	高血圧の予防の観点から，成人においては，目標量（食塩相当量として，男性8.0 g未満/日，女性7.0 g未満/日）を参考に，過剰摂取を避けること

資料）厚生労働省「避難所における食事提供に係る適切な栄養管理の実施について」（平成30年8月1日）

4 平常時の栄養・食生活支援活動の準備

(1) 地域防災計画または栄養・食生活支援活動に関するマニュアルの整備

　地域防災計画とは，災害対策基本法に基づき，住民の生命，財産を災害から守るために，災害に関する事務または業務に関する総合的かつ計画的な対策を定めた計画である。都道府県と市町村がそれぞれ策定する。

　栄養・食生活支援に関しては，備蓄食品の内容や量，流通食品の協定内容，炊き出しや弁当に関する内容，一般家庭における食料備蓄の普及啓発，要配慮者に対する備蓄や支援体制などの内容を記載しておくことが重要である。また，災害時の栄養・食生活支援活動に際して，被災市町村および都道府県の管理栄養士・栄養士および他の自治体やJDA-DAT等の関係機関から派遣された管理栄養士・栄養士が協力して，被災地での支援活動をスムーズに実施できるようマニュアル等を整備しておく必要がある。

(2) 災害時に提供する食事に関する準備

　災害発生後に避難所等では市町村が被災者への食事提供を行う。提供する食事内容は，備蓄食品や流通備蓄のからの提供，炊き出しによる提供，また弁当の提供など，各市町村により異なる。ただし，市町村および管轄する保健所の管理栄養士・栄養士は，あらかじめ食事調達を担当する部署と連携し，被災者の栄養を配慮した食品や献立となるよう準備しておくことが望ましい。また，要配慮者に必要な食品についても検討し，提供できる体制を準備しておく。

　なお厚生労働省では「大災害時に備えた栄養に配慮した食料備蓄の算出のための簡易シミュレーター*」を作成し，ホームページで公開しているので利用してほしい。

(3) 被災者への啓発資料の作成

　被災者の健康および栄養状態を維持するために，管理栄養士・栄養士は，医師や歯科医師，保健師等と連携し，避難所等を巡回し被災者の支援を行う。また，発災時に想定される健康・栄養課題を想定し，脱水やエコノミー症候群，便秘，口内炎の防止などを想定した適切な水分補給や，

*大災害時に備えた栄養に配慮した食料備蓄の算出のための簡易シミュレーター
https://www.mhlw.go.jp/stf/seisakunitsuite/bunya/0000089299_00004.html

個別支援　個別相談・指導記録票

栄養・食生活相談票

相談日　　　　年　　　月　　　日（　　曜日）

避難所等名：＿＿＿＿＿＿＿＿＿＿＿＿＿＿＿

ふりがな 氏名		生年 月日	明・大・昭・平	元の 住所	被災前の居住地
既往歴		治療状態	医療機関名＿＿＿＿＿＿＿＿＿＿＿＿＿＿＿ 主治医＿＿＿＿＿＿＿＿＿＿＿＿＿＿＿＿＿ 現在の服薬状況（　中断・継続　） 薬品名＿＿＿＿＿＿＿＿＿＿＿＿＿＿＿＿		
生活習慣	☐　全日避難所生活 ☐　昼間は仕事 　　被災場所片づけ ☐　＿＿＿＿＿＿＿	身体状況	※無理な聞取りはしない 身長　　　　　　cm 体重　　　　kg	普段の血圧	※無理な聞取りはしない 収縮時　　　　　mm Hg 拡張時　　　　　mm Hg
身体自覚症状	☐　頭痛、頭重 ☐　不眠 ☐　倦怠感、疲労感 ☐　吐き気 ☐　めまい ☐　動悸、息切れ ☐　肩凝り ☐　関節、腰痛 ☐　目の症状 ☐　せき、たん ☐　＿＿＿＿＿＿	栄養欠乏症状	☐　体重減少 ☐　口内炎 ☐　口角炎 ☐　皮膚のあれ ☐　疲労感 ☐　貧血症状 ☐　便秘 ☐　下痢 ☐　頻尿 ☐　＿＿＿＿＿＿	食事等の状況	避難所の食事提供状況 朝　☐炊出し　☐他 昼　☐炊出し　☐他 夕　☐炊出し　☐他 食欲 　　☐有　　　☐無 食事制限 　　☐有　　　☐無 　内容＿＿＿＿＿＿＿ 水分摂取 　　☐良好　☐不足
相談内容					
指導内容					

栄養・食生活支援ニーズの判断

☐①栄養指導支援が必要（☐継続　☐随時　☐特別用途食品等提供　　　　　　　　　　）

☐②提供する食事に配慮が必要（☐離乳食　☐アレルギー対応食　☐慢性疾患　☐嚥下困難　）

☐③特に指導の必要はなし（一般的な食事提供で可能）

⇒上記①②について、駐在する避難所職員に連絡　職名：　　　　　氏名：

参考図1

資料）久保彰子編著「大規模災害時の栄養・食生活支援活動ガイドライン～その時，自治体職員は何をするか～」日本公衆衛生協会，令和2年8月

エネルギー量および栄養素量の過不足を防ぐ食事の摂り方などを記した啓発資料やリーフレットを平時に準備しておく。発災後，必要に応じて啓発資料を選定または一部修正し，被災者に配布または避難所に掲示する。

(4) 特定給食施設等における準備

　災害時の特定給食施設等での，入所者への食事提供は原則，施設の責任のもと実施する必要がある。災害により水や電気，ガスといったライフラインの供給が停止した場合には，給食の提供ができない事態が生じる。こうしたケースに備え，ライフラインや食材流通等が復旧するまでの間，入所者の食事を提供するため，非常食および飲料，調理用水の備蓄や非常電源の確保，使い捨て食器の確保，食材の入手手段の検討，配膳手段の検討，調理スタッフの確保等を事前に検討し，準備しておく必要がある。また，備蓄した非常食には賞味期限あるいは消費期限があるため，「防災の日」に参加者に提供したり，通常の給食で利用（ローリングストック）するなどして，備蓄非常食の更新を図る。

(5) 関係者とのネットワークづくり

　災害時の栄養・食生活支援活動は，被災市町村や都道府県をはじめとしたさまざまな部署や，医療チーム等を派遣する関係団体，地域防災組織やボランティアなど被災者も含め「自助（被災者）」「共助（家族や地域住民等）」「公助（行政）」の相互支援による活動が求められる。そのため，平常時より行政機関や関係団体，地域の住民組織や地域住民が連携し，防災に対する意識の向上や防災訓練，準備体制の整備が必要である。

演習問題

＜第1問＞

居住地のハザードマップを調べましょう。

市町村名	災害の種類 （水害，地震，噴火等）	災害の危険度	個人で平常時に対策しておくこと

＜第2問＞

居住地の地域防災計画を調べましょう。

市町村名	備蓄食品の 種類や量	流通備蓄食品 （協定）の種類	炊き出しに 関する記載内容	被災者の健康管理 に関する記載内容	避難行動要支援者 （要配慮者）の備蓄内容

＜第3問＞

居住地の都道府県または市町村の災害時の栄養・食生活支援に関するマニュアルを調べましょう。

災害時の栄養・食生活支援に関するマニュアルやガイドライン等の有無

都道府県名：　　　　　　　　　　　有（名称：　　　　　　　　　　）　　　無

市町村名：　　　　　　　　　　　　有（名称：　　　　　　　　　　）　　　無

＊有の場合

都道府県 または 市町村名	避難所等での 提供食に関する 記載内容	要配慮者の 支援に関する 記載内容	給食施設の 支援に関する 記載内容	管理栄養士 または栄養士の 応援要請に 関する記載内容	平常時の準備に 関する記載内容

【参考文献】

1）小枝達也ほか「乳幼児健康診査身体診察マニュアル」『平成29年度子ども・子育て支援推進調査研究事業　乳幼児健康診査のための【保健指導マニュアル（仮称）】及び【身体診察マニュアル（仮称）】作成に関する調査研究』国立研究開発法人国立成育医療研究センター，p1，2018

2）小枝達也ほか「乳幼児健康診査実践ガイド」『平成29年度子ども・子育て支援推進調査研究事業　乳幼児健康診査のための【保健指導マニュアル（仮称）】及び【身体診察マニュアル（仮称）】作成に関する調査研究』国立研究開発法人国立成育医療研究センター，P167，2018

3）小山　修『「PHCと日本の住民組織」. 松田正己，島内憲夫編. みんなのPHC入門』垣内出版，p179-189，1993

4）麻原きよみほか「グループ活動が地域に発展するための理論・技術」『看護研究36』49-62，2003

5）安梅勅江『エンパワメントとのケア科学－当事者主体のチームワーク・ケアの技法』医歯薬出版，2007

6）世古一穂『参加と協働のデザイン』学芸出版社，p52，2009

7）安田　雪『ネットワーク分析』新曜社，p38-40，2006

8）田中久子（分担）　星旦二，栗盛須雅子（編著）『地域保健スタッフのための「住民グループ」のつくり方・育て方』医学書院，p82，83，2010

9）久常節子「グループ・組織活動ってなんだろう」『地域看護婦学講座④グループ・組織活動』pp21（1996）医学書院，東京

10）Murray G Ross（岡村重夫訳）『コミュニティ・オーガニゼーション－理論・原則と実際－』全国社会福祉協議会，p43，1995

11）内閣府国民生活局『平成14年度ソーシャル・キャピタル：豊かな人間関係と市民活動の好循環を求めて』（平成15年6月19日）

12）今村晴彦，園田紫乃，金子郁容『コミュニティのちから"遠慮がちなソーシャルキャピタルの発見"』慶応義塾大学出版，p117-120，2010

13）イチロー/カワチほか『ソーシャルキャピタルと健康』日本評論社，p11，201

14）稲葉陽二『ソーシャルキャピタルの政策意識　内閣府調査パネルデータによる検証』日本経済政策学会編「経済ジャーナル」4（2）P，2007

15）川島典子『ソーシャル・キャピタルに着目した包括的支援』晃洋書房，p44-45，2020.9

16）岩室紳也他「健康日本21」地方計画推進・評価事業ダイジェスト版（2006）

17）藤内修二ほか『住民組織活動を通じたソーシャル・キャピタル醸成・活用にかかる手引き』『地域保健対策におけるソーシャル・キャピタルの活用のあり方に関する研究』厚生科学研究費補助金　健康安全・危機管理対策総合研究事業平成26年度総括・分担研究報告書，p13，2015

ワーキングシート

わたしの健康づくりチャレンジ

（取り組み方）30日間チャレンジしたい目標を3つ選んで記入し，できた日に〇をする。
（記入例）

日	曜日	取り組む目標			日	曜日	取り組む目標		
		歩く	ラジオ体操をする	朝食を食べる			歩く	ラジオ体操をする	朝食を食べる
1	日				16	月			
2	月				17	火			
.3	火				18	水			

日	曜日	取り組む目標			日	曜日	取り組む目標		
1	日				16	月			
2	月				17	火			
3	火				18	水			
4	水				19	木			
5	木				20	金			
6	金				21	土			
7	土				22	日			
8	日				23	月			
9	月				24	火			
10	火				25	水			
11	水				26	木			
12	木				27	金			
13	金				28	土			
14	土				29	日			
15	日				30	月			

5 公衆栄養アセスメント

● ● ● ● 学習のポイント ● ● ● ●

❶地域診断の進め方は目的により異なるが，行政による地域診断，行政以外の機関・組織に重点をおいた地域診断などがある

❷公衆栄養活動では，目的に応じた地域相談を行うことが重要である。量的・質的な情報を収集・整理し，アセスメント項目を設定した後に，地域の各種データを分析して健康課題を特定する

❸地域診断においては社会調査が行われ，そのなかで食事調査が行われる

❹地域診断において既存資料を活用する際には，その情報源，調査法，対象者の特徴を考慮し，データの意味を理解して活用する

1 地域診断の方法

　わが国において少子高齢化や疾病構造の変化が進むなかで，生活習慣および社会環境の改善を通じて，子どもから高齢者まですべての国民が共に支え合いながら希望や生きがいを持ち，ライフステージに応じて，健やかで心豊かに生活できる活力ある社会を実現し，その結果として，持続可能な国民の健康増進を推進する必要がある。

　公衆栄養活動とは，集団を対象にしたPlan（アセスメント・計画），Do（実施），Check（チェック），Act（アクト）というPDCAサイクルで実施される。その栄養施策のPDCAサイクルの流れの一部として，「地域診断」が位置づけられている。具体的には次の流れがある。

（1）集団の健康・栄養アセスメントとなる「地域診断」を行い，地域において住民が直面している栄養・食生活の課題を明らかにする。

（2）その結果を踏まえ地域の望ましいあり方について目標設定を行う。その際，目標に基づいた介入を想定した場合の効果の予測を行い，目標を設定する。

（3）目標達成を実現できる条件を含めた施策を勘案，立案し，具体的に取組を計画・調整する。

（4）取組を実施し，評価を行う。そのプロセスを含めた施策を評価し，かつ，次の目標設定にむけた「地域診断」を行う。

1 地域診断とは何か

　地域診断は，活動の対象となる地域において，きめ細やかな観察，および既存の保健衛生・栄養関連などの情報データを通して，地域の問題・特徴を把握することをいう。根拠に基づいた健康・栄養政策，公衆栄養活動を展開していくうえでもっとも基本的で重要なアセスメントである。地域診断を実施することにより，栄養施策を展開する際の根拠が明確になり，効果的で効率的な事業を実施することができる。

2 地域診断の方法

　地域の実態を把握するための地域診断では，健康・栄養にかかわる統計情報や既存調査データを疫学的な方法論を用いて分析することが多い。ただし，学術的な分析を行うことが，地域診断のための目的ではない。日常の公衆栄養活動業務のなかで，おや？と思うことが「地域診断」の始まりとなる。

　その気づきを地域の問題として他者と共有し，解決を図るために，多様な組織と協働で検討する必要がある。また，活動の現場での気づきや問題について議論することは，その分析の過程で地域を見る目や知る力などを育て，地域診断の能力を向上させる。協働してくれる人がいなければ地域づくりという大きな目標は達成できない。地域診断は，個人や一職種のみで行うものではなく，多様な組織や立場の人々が協働で取組むことが大切である。

3 疫学的な方法を用いたデータ分析

　健康・栄養にかかわる統計情報や既存調査データを用いて疫学的な方法論により行われるプロセスは，以下で述べる（1）データの収集，（2）健康・栄養指標の抽出，（3）データの分析，の順で行う。

(1) データ収集

　データ収集の目的は，地域の健康・栄養にかかわる指標を探していくことにある。そのためにはまず，「既存の保健衛生・栄養関連の統計データにはどのようなものがあるか」「各種保健衛生・栄養関連の統計データはどこにあるか」そして「それらのデータが示す意味はなにか」について知る必要がある。

(2) 健康・栄養指標の抽出

　健康・栄養指標の抽出では，収集したデータから，どのような指標を優先的に抽出する必要があるかを検討する。指標には，①個人の健康・栄養状態を示すもの，②個人，集団の健康・栄養状態のうち生活環境にかかわるもの，③個人，集団の健康・栄養状態を改善・向上するための保健・栄養サービスおよび保健・栄養活動に関するもの，があり，そのなかから必要となる指標を抽出していく。

(3) データ分析

　抽出した指標をベースにデータの分析を行っていく。その際に，①広い視野で地域全体をみる，②過去にさかのぼって経過をみる，③他の地域と比較してみる，の3つの視点が大切である。

①広い視野で地域全体をみる

　地域の人口動態や保健衛生・栄養に関する統計情報を蓄積して，経年変化を把握するとともに，社会，経済統計情報の経年変化，地域の転機となるような出来事，法改正などの世の中の動きなどを広い視野で観察することが大切である。個人や集団の健康，栄養状態を決定する要因には，個人の行動だけではなく，社会的要因も含んでいる。

②過去にさかのぼって経過をみる

　地域の健康・栄養に関する状況は，時間の経過とともに変化する。その変化の法則性は，10～20年などの長いスパンをみることにより明確になる。特に，人口規模の小さい町，値の変化の少ない健康・栄養指標については，経年変化を長い期間で捉えることが大切である。

③他の地域と比較してみる

　ある地域の問題や特徴を知るには，ほかの国，都道府県，市町村との比較が大切となる。また，知りたい地域の情報を知るだけでなく，広く他の地域と比較することが大切である。たとえば，市町村の年齢調整死亡率を4分割しそれぞれを色分けしてマッピングすることにより，それぞれ

の市町村の主な死因別死亡が明確になる。他の地域と比較して初めてその地域の特徴がわかることが多い。

4　地域診断を行う場の設定

地域診断では，住民と接すること，関係機関や多様な立場の人々と協働する場を設定する。地域のことをよりよく理解するためには，地域の住民や関係機関と接し，実態・実情をみて・聞いて・感じることが大切である。

5　地域診断において参考となる概念的枠組み・理論モデル

公衆栄養活動を進めるための地域診断では，健康状態，栄養状態，食事，食行動，食環境，さらに社会・自然環境にいたるまでの，広い視野での食の全体像を視野におき，地域の健康・栄養課題を抽出することが必要となる。そのために，複数の概念的枠組みや理論モデルを参考にして検討することが大切である。

概念的枠組みや理論モデルには，大きくわけて3つの種類がある。1つめは，最終的な（上位の）結果を健康状態とし，健康に影響を与える要因として，食事，食行動，環境を位置づけているものである。2つめは，食事と環境の関係性を重視し，その関係性が丁寧に示されているものである。3つめは，前述した1および2を踏まえ，それらの格差や変化に着目したものである。なお，1つめは，保健医療分野の機関・組織が中心となり構築されたものであることが多く，2つめは，農業生産分野の機関・組織が中心となり構築されたものであることが多い。近年は，3つめの格差や変化を重視したものが使われることが多くなってきている。

どの概念的枠組み，理論モデルを参考にするかは，何を目的に地域診断を行うかによって異なる。これから行う地域診断の成果は，健康づくり施策，母子保健施策，高齢者福祉施策，国際協力事業などの，どの政策に使われるのか，また診断の結果として取り組みの主な対象として想定される集団は，成人か，高齢者か，子どもか，在日外国人かなどを想定しつつ考えていくことが大切である。地域診断は，多様な分野，立場，職種の者で協力して行われるため，また目的により参加者も異なるため，何を目的に地域診断を行うかを参加者が共有することが重要である。

ここでは，概念的枠組み，理論モデルとして以下の8つを紹介する。

(1) プリシード・プロシードモデル（PRECEDE PROCEED Model）

ヘルスプロモーションの実践と評価のために提唱されたモデルである，保健プログラムを実施する中で，ゴールにたどり着けるようにするため，第1段階〜第4段階までのアセスメントと政策策定を「PRECEDE（プリシード）」，第5段階〜第8段階までの実施と評価を「PROCEED（プロシード）」と位置づける。モデルの特徴は，保健プログラムの目的を狭い解釈の「健康」ではなく，生活の質（QOL）としていることである（p.93，第6章2節参照）。

(2) 地域づくり型保健活動

地域保健活動を進めるために，これまで多くの自治体で取り入れられてきたモデルである。地域づくり型保健活動では，「健康とは」を共有し，健康な地域の実現のために，関係者が到達目標を理想とする健康的な地域についてイメージし，それを具体化・確認し，その実現に向けてそれぞれの役割を話し合う。その過程で，地区組織が活性化されたり，福祉，教育，その他の行政間協調が推進される。図5−1では，住民に対し，食育関連の事業を行うことにより，食育に関心をもってもらい（上位の目的），食生活の改善（さらに上位の目的）につながること，また，別の分野での事業も行われることにより，良好な健康状態（最上位の目的）が達成されることを示している。住民や多分野の行政部門がグループワーク形式で，同じ目的を共有しながらアイディアを出し合い健康づくりを議論するために活用されることが多い。

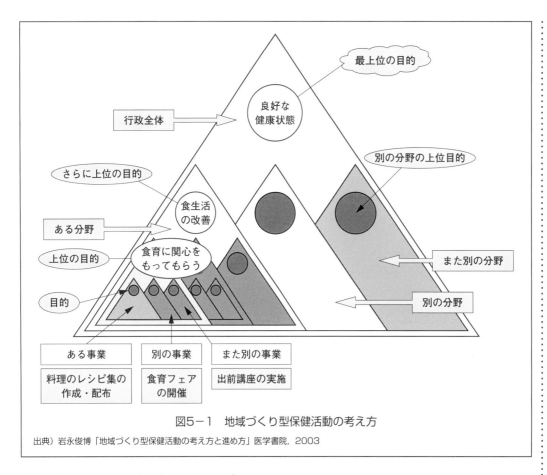

図5-1　地域づくり型保健活動の考え方

出典）岩永俊博「地域づくり型保健活動の考え方と進め方」医学書院，2003

(3) コミュティ・アズ・パートナーモデル

コミュニティ・アズ・パートナーモデルは，地域診断サイクルを示している（図5-2）。データの収集・分析により明らかになった課題について解決に向けた活動計画を立案し，実施（介入）し，その結果を評価して次の診断につなげる，といったサイクルとして実践する。アセスメントでは，地域を構成する人々と8つの要素（物理的環境，経済，政治と行政，教育，交通と安全，コミュニケーション，情報，レクリエーション，保健医療と社会福祉）の観点から整理する。

(4) WHOの健康の社会的決定要因に関する概念的枠組み

健康格差を上位とし，健康に影響を及ぼす中間決定要因，健康格差に影響を及ぼす社会的決定要因を位置付けている（図5-3）。中間決定要因として，物的環境要因，行動要因，心理社会的要因を示し，健康格差の社会的決定要因としてジェンダー，民族，教育及び政策要因を示している。

(5) わが国の健康日本21（第二次）栄養・食生活の概念的枠組み

日本の健康日本21（第二次）栄養・食生活の枠組みであるが，WHOの健康の社会的決定要因に関する概念的枠組みを参考にして，経年変化を含めた概念的枠組みが策定されている。健康寿命の延伸，健康格差の縮小に着目し，その要因として，生活の質の向上，栄養状態，食物摂取，食行動，食環境の関係性を主に示したものである。

(6) UNICEF，WHO，ASEANの栄養不良（不足と過剰）と非感染性疾患の概念的枠組み

3つの国際機関が協働で策定した枠組みである。世代を超えた健康の変化を上位におき，その直接の要因として，栄養過剰・栄養不足を位置付けている。そのそれぞれの要因に影響を及ぼす世帯レベルの要因，社会レベルの要因の関係性を示している。

(7) 米国の栄養マネジメントのための理論

国の食物供給から，食物分配，消費，栄養素の利用，健康状態にいたるまでの包括的な関係を示している。食物の入手と食事との関係の要因となる指標についてきめ細かく丁寧に示している。

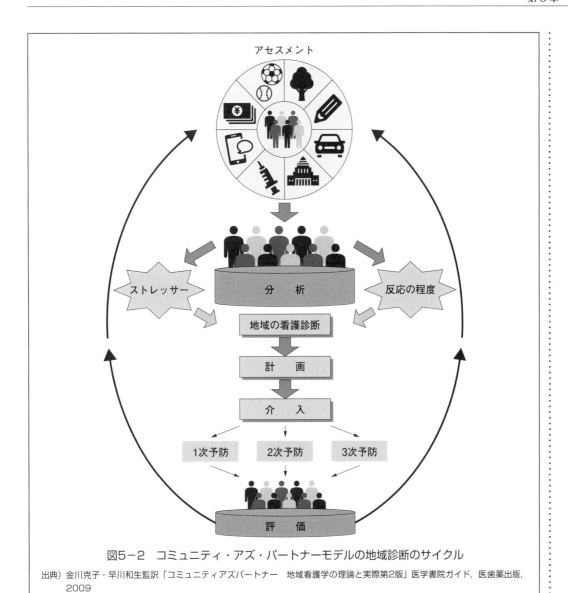

図5-2　コミュニティ・アズ・パートナーモデルの地域診断のサイクル

出典）金川克子・早川和生監訳「コミュニティアズパートナー　地域看護学の理論と実際第2版」医学書院ガイド，医歯薬出版，
　　　2009

図5-3　WHOの健康の社会的決定要因に関する概念的枠組み

出典）WHO（2010），A conceptual framework for action on the social determinants of health

(8) UNICEFの子どものためのフードシステムの概念的枠組み

　子どもの食事を中心にすえ，その食事に影響を及ぼす環境要因について，保護者・子どもの食行動，個人・世帯の食環境，外部の食環境，フードサプライチェーンの関係を示している。食環境について，家庭内および家庭外の食環境の両側面からの視点を重視している。

2 既存資料の活用

　公衆栄養アセスメントでは，地域や対象集団の地域特性，健康・栄養課題，これらに関連する要因について情報を収集し，現状を把握する。情報収集の方法として，すでに実施済みの調査データや行政で実施されている統計データなどの既存資料を活用する方法と，目的に沿って新たに調査を実施する方法がある。まずは既存資料を収集し，活用可能な情報を整理したうえで，既存資料では把握できない内容について，目的に沿った新たな調査を実施する計画を立てる。

1 既存資料の収集方法

　既存資料を収集する際には，全国規模のデータであれば，2）に示すe-Statを活用するとよい。e-Statでは，国レベルの主要な統計資料が閲覧でき，エクセルでデータがダウンロード可能なものも多い。データによっては，国レベルだけでなく，都道府県別，市町村別のデータが掲載されているものもあるが，すべてに掲載されているわけではない。e-Statでは，「統計でみる都道府県・市区町村のすがた（社会・人口統計体系）」で整備された各種統計データについては，都道府県別，市町村別にデータを確認することが可能である。

　調べたい資料について，都道府県別，市町村別のデータがe-Statにない場合は，省庁が発行する白書や報告書，各都道府県・市町村のホームページ，地方衛生研究所のホームページ，保健所のホームページなどを確認する。各都道府県・市町村のホームページには，これまでに実施された，さまざまなライフステージの住民を対象としたアンケート調査の報告書など，住民の意識や行動などがわかるデータが公表されている場合もある。

2 e-Stat の活用

　e-Stat（https://www.e-stat.go.jp/）*とは，日本の統計が閲覧できる政府統計ポータルサイトである。人口・世帯，農林水産業，社会保障・衛生など，17の分野の統計データが閲覧可能である。地域診断で活用可能な主な統計資料を表5－1に示した。

* e-Stat

3 既存資料の活用方法と留意点

　既存資料から収集可能な統計資料は，対象地域の地域特性を把握するための人口・世帯の状況，平均寿命・健康寿命，死亡の状況，母子保健の状況，特定健診・特定保健指導の状況，要介護・要支援の状況などがある。複数の既存資料から収集した情報を1つの表にまとめる（章末ワーキングシート1参照）。対象地域のデータだけではなく，全国や近隣地域，対象地域が市町村の場合は都道府県など，比較対象とする地域のデータもあわせて調べて，表に記載する。

　近年，さまざまな統計資料が公表され，インターネット上には便利な情報が入手可能となり，誰でも自由にさまざまな情報を入手することが可能となっている。さまざまな情報があるからこそ，情報を入手し活用する側が，正しく情報を扱う必要がある。既存資料を扱う際には，以下の点に留意する。

・官公庁，自治体などが公表しているデータなど，信頼できる情報を収集する

表5－1　e-Statからアクセス可能な統計資料

分野	統計資料名	主な項目	管轄	実施頻度
人口・世帯	国勢調査	人口（総人口，人口推移），人口増減率，世帯数，1世帯あたり人員	総務省	5年ごと
	人口推計	人口，人口増減率	総務省	毎月
	人口動態調査	出生数/率，合計特殊出生率，死亡数/粗死亡率，年齢調整死亡率，死産数/率，婚姻件数/率，離婚件数/率	厚生労働省	毎年
	国民生活基礎調査	毎年：世帯構造，65歳以上の者のいる世帯，平均所得金額 大規模：平均貯蓄額，貧困率，自覚症状の有訴者率，通院者率，健診・人間ドックの受診状況，要介護者等の状況	厚生労働省	毎年（大規模調査は3年ごと）
	生命表	平均余命，平均寿命	厚生労働省	完全生命表（5年ごと），簡易生命表（毎年）
農林水産業	食料需給表	供給純食料，供給熱量・たんぱく質・脂質	農林水産省	毎年
企業・家計・経済	家計調査	費目別消費支出（食料，住居，光熱・水道等），家計収支，貯蓄・負債の状況，家計消費指数	総務省	毎月
教育・文化・スポーツ・生活	学校給食実施状況等調査	学校給食の実施率，学校給食費，学校給食調理員の配置状況，米飯給食実施率・実施回数	文部科学省	隔年（平成28年度までは毎年）
	学校給食栄養報告	毎年：学校給食における地場産物・国産食材の使用割合 隔年：栄養素等摂取状況，使用食品の分類別摂取状況	文部科学省	毎年
	体力・運動能力調査	体力テスト（握力，上体起こし等），身長，体重	スポーツ庁	毎年
社会保障・衛生	学校保健統計調査	発育状態（身長，体重），健康状態（視力，難聴，永久歯のう歯数等）	文部科学省	毎年
	医療施設調査	医療施設数・病床数，患者数，平均在院日数	厚生労働省	3年ごと
	患者調査	推計患者数，受療率，主な傷病の総患者数，平均在院日数	厚生労働省	3年ごと
	地域保健・健康増進事業報告	乳幼児健診の実施状況，妊産婦・乳幼児の保健指導・訪問指導の実施状況，健康増進関係事業の被指導延人員，予防接種の接種者数，職員の配置状況	厚生労働省	毎年
	衛生行政報告例	精神障害者申請通報届出数，給食施設数，生活衛生関係施設数，許可を要する食品関係営業施設数，薬局数，人工妊娠中絶実施率	厚生労働省	毎年
	国民医療費	制度区分別・財源別・診療種類別・年齢階級別・都道府県別国民医療費，傷病分類別医科診療医療費	厚生労働省	毎年
	国民健康・栄養調査	身体状況，栄養摂取状況，生活習慣状況	厚生労働省	毎年
	乳幼児栄養調査	母乳育児（授乳）及び離乳食・幼児食の現状，子どもの生活習慣，健康状態	厚生労働省	10年ごと
	乳幼児身体発育調査	体重，身長，胸囲，頭囲，運動・言語機能，栄養法，母の状況（妊娠中の飲酒・喫煙等）	厚生労働省	10年ごと
	介護保険事業状況報告	要介護（要支援）認定者数，居宅介護（介護予防）サービス受給者数	厚生労働省	毎月

・統計資料に示された調査結果のみではなく，調査実施方法，実施年，調査対象についても確認する（例：「身長・体重」は計測値か，自己申告か）
・全国と対象地域のデータを比較する際には，調査方法や調査項目（指標）が同じで比較可能かを確認する（例：粗死亡率と年齢調整死亡率は比較不可）
・統計資料で用いられている指標の意味を正しく理解する（例：「高齢化率」は65歳以上人口割合を指している）

・既存資料を使って，グラフや表（ワークシートを含む），会議資料などを作成するときは，出典（情報源）を必ず示す
・データを二次利用せず，必ず大もとのデータを確認する（例：あるホームページに国の調査データを使ったグラフが掲載されている場合は，国の調査データを確認する）
・データをダウンロードしたり，引用する際は，著作権を侵害しない範囲かを確認する
・コンピュータにウイルス対策ソフトをあらかじめインストールしておき，セキュリティ対策を行ったうえで情報をダウンロードする

3 量的調査と質的調査

　既存資料で把握することができなかった実態，とくに住民自身に尋ねないと把握できない個人のQOL，主観的健康感，食行動や食態度，食環境の認知などについては，新たに調査を実施する必要がある。地域で起こっている社会事象を現地調査によって直接に見聞きし，記述・分析することを「社会調査」といい，量的調査と質的調査とに分けることができる。

　量的調査の代表例が質問紙調査であり，数値をもって表す手法である。各調査対象者に対して共通の質問，共通の選択肢を設定した調査票（質問紙）を用いるため，「朝食を毎日食べる20歳以上の住民は80％」といった，量的把握が可能である。

　一方，質的調査は，対象となる事象やその背景の質的構造の解明を目指す方法であり，あらかじめ調査者が設定した質問や項目以外の情報を得ることも可能であるが，量的把握や結果の一般化は難しい。質的調査にはさまざまな調査法があり，地域診断でよく使われるのはインタビュー法と観察法である。

　地域診断に用いるデータには，既存の統計データや質問紙調査結果など，数値化された量的データと，インタビューや観察による質的データがあり，質的データには，住民の生の声や専門職として普段感じていることなども含まれる。地域の現状分析を行う際には，量的データと質的データの両方を組み合わせて活用することで，よりよい地域診断が可能となる。量的調査や質的調査を実施する場合は，各調査法の特徴と方法を理解した上で，目的や予算にあわせた方法を選択する必要がある。

1 調査の枠組みの作成

　地域診断では，既存資料，量的調査，質的調査など，さまざまなデータを組み合わせて用いる。既存資料で明らかになったことを踏まえ，表5－2に示すような調査の枠組みを作成し，今回新たに実施する量的調査や質的調査で，何を明らかにするのか，どのような方法でデータを収集するか，を整理した上で調査内容を検討する（p.87, 章末ワーキングシート2参照）。

2 量的データの収集方法と管理

(1) 調査対象の検討

　調査対象を検討する際には，まず全数調査にするか，標本（サンプル）調査にするかを検討する。

　全数調査とは，母集団全体を調査対象とする方法である。一方，標本調査は，母集団のなかから一部の標本を抽出し，抽出した標本を調査対象とする方法である。母集団は，「誰について知りたいか」で考える。たとえば，A市の小・中学生の健康・食生活について知りたい場合，母集団はA市在住の小・中学生となる。そして，全数調査では，A市在住の小・中学生全員が対象と

表5-2　調査の枠組み（例）

調査項目		既存資料の活用（調査／資料名, 発行年）	新たな調査を実施 質問紙調査（調査票の質問番号）	それ以外の調査（調査法）
生活の質（QOL）	生活に対する満足度		1	
	地域の暮らしやすさ			インタビュー法
健康 客観的健康	小・中学生の肥満児の傾向	A県学校保健統計調査（2020年）		
	BMIの平均値（男性20〜69歳, 女性40〜69歳）	国民健康・栄養調査（平成28年）		
	既往歴		22	
主観的健康	主観的健康感		2	
行動・生活習慣 食行動 食物摂取	栄養素等摂取量 食品別摂取量			食物摂取頻度調査
行動	朝食を食べる頻度 家族との共食頻度 調理をする頻度 中食の利用頻度 外食頻度 栄養成分表示の利用頻度		7〜12	
その他の健康行動	運動習慣		4	
	歩数		-	
	飲酒頻度・飲酒量		5	
	喫煙状況		6	
	睡眠時間		3	
準備要因（知識・態度）	健康的な食生活を送ることへの意図 野菜の嗜好 野菜料理を適量食べる自信 野菜の適量の認知 味の濃い料理の嗜好		13〜17	
強化要因（周囲のサポート）	健康的な食事に対する家族のサポート 健康的な食事に対する職場のサポート		18〜19	
実現・環境要因	職場におけるヘルシーメニューの提供 健康的な食生活に関する情報の入手先		20〜21	
	市町村内健康づくり応援店店舗数	A県健康づくり応援店ホームページ		
基本的属性	性別 年齢 同居家族 就労状況		23〜25	

なる。標本調査では，A市の小・中学校のなかから一部の学校を抽出して調査を実施する。その際，個人や集団（学校や地区など）を無作為に抽出することが望ましい。ただし実際には無作為で調査対象を抽出するのが難しい場合もあるので，地域特性の異なる居住地区・職域・学校を複数抽出するなど，健康や食生活に関心が高い集団に偏らないような配慮が必要である。

（2）調査方法の検討

　質問紙調査の調査方法の概要および長所・短所を表5-3に示した。どの調査方法にも長所・短所がある。これらの長所・短所を理解した上で，調査実施者や対象者の負担，予算，見込みの回収率などを考慮し，なるべく多くの住民から調査協力を得るには，どの調査方法がもっとも適しているかを関係者で話し合い検討する。複数の調査員が調査にかかわる場合には，研修会を実施したり，調査マニュアルを作成することで，調査方法の標準化を図る。配布や回収を，いつ誰

表5−3　質問紙調査の調査方法

	調査方法	概要	主な長所	主な短所
自計調査（自記式）	集合法	対象者に1か所に集まってもらい，その場で調査票を配布し，記入してもらい，回収する	・対象者本人から回答を得られる ・回収率が比較的高い ・質問内容について調査員に質問可能 ・回答に対する調査員の影響は出にくい	・対象者が集まることができる場所，時間の設定が難しい場合がある
自計調査（自記式）	留置法	調査票を対象者に配布し，一定期間の間に対象者自身が調査票に回答を記入。後日調査員が調査票を回収する。	・対象者の都合のよい時に回答してもらうため，調査協力が得やすい ・対象者本人以外の人を通じて調査の依頼・回収が可能 ・回答に対する調査員の影響は出にくい	・ほかの人が記入する可能性がある ・回答時に周囲の人から影響を受ける可能性がある ・質問内容について質問できない
自計調査（自記式）	郵送法	調査票を対象者に郵送し，対象者が記入後，郵送にて調査票を返送してもらう。	・対象者が広範な地域に散在していても，調査が可能 ・回答に対する調査員の影響は出にくい	・ほかの人が記入する可能性がある ・回答時に周囲の人から影響を受ける可能性がある ・質問内容について質問できない ・一般的に回収率が低い
他計調査（他記式）	面接法	調査員が対象者と1対1で面接し，用意した調査票の質問を順に読み上げ，対象者から口頭で回答を得て，調査員が回答を調査票に記入する	・対象者本人から回答を得られる ・回答にあたってほかの人の意見の影響を受けにくい ・回収率が比較的高い	・調査員の経費がかかる ・調査員の態度などが回答内容に影響する可能性がある
他計調査（他記式）	電話法	調査員が対象者に電話をかけ，質問を読み上げ，対象者の口頭による回答を，調査員が調査票に記入する	・対象者が広範な地域に散在していても，調査が可能 ・回答者が対象者本人であることを確認しやすい	・電話をもっている人，電話番号が判明する人に偏ってしまう可能性がある ・対象者の信頼感が得られにくく，調査依頼の時点で調査協力が得られにくい場合がある ・調査員の態度などが回答内容に影響する可能性がある
その他	インターネット法	ウェブページやメールを介して調査依頼と回答の収集を行う。不特定多数のネット利用者にバナー広告などから調査依頼をするオープン型とオンラインパネルを用いたクローズド型がある。	・回答に対する調査員の影響は出にくい ・対象者が広範な地域に散在していても，調査が可能 ・ウェブ技術を活用し，無回答や矛盾回答をなくすことが可能 ・データ収集が早くできる ・データ入力の手間が省ける	・インターネットを利用している人に限られる ・標本抽出に関するバイアスがある ・ほかの人が記入する可能性がある ・質問内容について質問できない

が行うかもあらかじめ決めておく。

　調査の実施時期は，普段の生活を送っている時期や生活が安定している時期などが望ましい。年度初め，年度末，盆・正月などの行事がある時期や普段の生活とは異なる可能性のある時期は避ける。

(3) 調査内容の検討

　調査内容は，調査の枠組みに沿って検討する。まずは質問紙（調査票）に入れる調査項目を決定する。次に，各調査項目の質問文と回答肢を検討する。全国調査や過去に実施した調査，研究論文で使用されている質問文と回答肢があれば，それを参考にする。たとえば，全国調査と同じ質問文と回答肢を使用した場合，調査実施後に収集した調査データの結果を解釈する際に，全国調査の結果と比較して，対象地域の数値が高いか低いかによって，対象地域に課題があるか判断しやすくなる。

　質問文と回答肢が決定したら，質問紙（調査票）を作成する。質問の順番は，枠組みに示した

調査項目の順番にする必要はない。回答者が回答しやすいよう，似たような質問は近くに寄せる，基本的属性（例：性別，年齢，家族構成）や答えにくい質問（例：体重，収入）は最後の方にする，といった配慮が必要である。

　調査票を一通り作成したら，わかりにくい文章はないか，誤字・脱字はないか，などを念入りに確認する。質問紙（調査票）の例を図5－4に示した。

令和〇年度　A県民対象　健康・食生活アンケート

特に説明がない場合は，「あてはまるもの1つ」に〇をしてください。

【あなたの生活全般についておうかがいします】
〔1〕あなたは，全体として，現在の生活にどの程度満足していますか。
　　　1．満足している　　2．まあ満足している　　3．あまり満足していない　　4．満足していない

〔2〕あなたは，自分のことを健康だと思いますか。
　　　1．健康だと思う　　2．まあ健康だと思う　　3．あまり健康ではない　　4．健康ではない

〔3〕ここ1か月間，あなたの平均睡眠時間はどのくらいでしたか。
　　　5時間未満　　　　　5時間以上6時間未満　　6時間以上7時間未満　　7時間以上8時間未満
　　　8時間以上9時間未満　　9時間以上

〔4〕1回30分以上の軽く汗をかく運動を週，2日以上，1年以上実施していますか。
　　　1．はい　　2．いいえ

〔5〕現在，たばこを習慣的に吸っている。（※「現在，習慣的に喫煙している者」とは，「合計100本以上，又は6か月以上吸っている者」であり，最近1か月間も吸っている者を指します）
　　　1．はい　　2．いいえ

〔6〕お酒（清酒，焼酎，ビール，洋酒など）を飲む頻度はどのくらいですか。
　　　1．毎日（週5～7日）　　2．ときどき　　3．ほとんど飲まない（飲めない）

【あなたの食生活についておうかがいします】
〔7〕あなたは，普段朝食を食べますか。
　　　1．ほとんど毎日　　2．週に4～5日　　3．週に2～3日　　4．週に1日程度
　　　5．ほとんどない

〔8〕あなたは，家族と一緒に食べることはどのくらいありますか。「家族」とは，現在同居している家族と考えてください。
　　　朝食：　1．ほとんど毎日　　2．週に4～5日　　3．週に2～3日　　4．週に1日程度
　　　　　　　5．ほとんどない
　　　夕食：　1．ほとんど毎日　　2．週に4～5日　　3．週に2～3日　　4．週に1日程度
　　　　　　　5．ほとんどない

〔9〕あなたは，普段下記のことをする機会がどのくらいありますか。
　　1）自分で調理し食事をつくること
　　　1．毎日　　2．週に5～6日　　3．週に3～4日　　4．週に1～2日　　5．月に数日
　　　6．年に数日　　7．ほとんどない
　　2）惣菜や弁当などを購入すること
　　　1．毎日　　2．週に5～6日　　3．週に3～4日　　4．週に1～2日　　5．月に数日
　　　6．年に数日　　7．ほとんどない
　　3）外食すること
　　　1．毎日　　2．週に5～6日　　3．週に3～4日　　4．週に1～2日　　5．月に数日
　　　6．年に数日　　7．ほとんどない

〔10〕外食するときや食品を買うときに，食品のラベルやカロリー表示などを見ますか。
　　　1．いつも見る　　2．時々見る　　3．あまり見ない　　4．ほとんど見ない

〜〜〜〜〜〜〜〜〜〜〜〜〜〜〜〜〜

【あなた自身のことについておうかがいします】
〔23〕あなたの性別をお答えください。　　1．男性　2．女性

〔24〕あなたが現在同居されている方を「配偶者」～「その他」の中からすべて選んで〇をつけてください。同居している人がいない場合は，「同居いている人はいない」に〇をつけてください。
　　　配偶者　子ども　子どもの配偶者　孫　父母　祖父母　兄弟姉妹
　　　その他（　　　　　）　同居している人はいない

※質問番号は表5－2と対応している

図5－4　健康・食生活アンケート（例）

3 質的データの収集方法と管理

(1) インタビュー法

　公衆栄養アセスメントで用いられるインタビュー（面接）法として，「指示的（構造化）面接」と「非指示的（半構造化）面接」がある。

　指示的（構造化）面接は，あらかじめ質問・選択肢を用意し，それに沿って面接を進める。非指示的（半構造化）面接は，質問の大枠だけを用意し，詳細なインタビュー内容や順番はインタビューの話の流れによって，面接者の判断に任せる方法である。

　インタビューは，１対１で行う個人インタビューと，複数名から成る集団が一堂に会して行うグループインタビューがある。グループ内での相互作用による語りに焦点を当てるフォーカスグループインタビュー*も，グループインタビューの１つである。

　インタビューを実施する際には，インタビューの目的を検討したうえで，インタビューの流れを示した「インタビューガイド」を作成する（表５－４）。複数の調査員がインタビューを実施する場合も，この「インタビューガイド」に基づきインタビューを実施する。

(2) 観察法

　観察法には，「統制観察」と「非統制観察」がある。

　統制観察とは，技術を標準化し，実験室的に一定の操作を加えて特定の要因間の関係を純粋に取り出そうとする方法であり，心理学などの分野でよく用いられる。一方，非統制観察とは，刺激をできるだけ避けて，ありのままの現象をとらえようとする方法である。非統制観察のうち，調査者が調査対象の集団の生活のなかに入りこんで調査する方法を「参与観察」，視察・参観などのように部外者として調査する方法を「非参与観察」という。

　非参与観察は，公衆栄養アセスメントでも用いられる観察法である。対象地域のなかを実際に歩いて回り，どこにどのような施設があるのか，どのような住民が多く利用しているのか，などを観察することで，地域の特徴を把握する。食環境面，特に食物へのアクセス面のアセスメントでも，この非参与観察を用いることができる。

　観察する際には，観察して気がついたことを自由に記述する方法や，観察記録シートを作成して記入する方法がある。例として，水産物のアクセスを把握するための観察調査の記録シートを示した（p.82, 図５－５）。

　このような観察記録シートを用いることで，たとえば「A地域では，水産物を販売している店舗は合計14店舗あり，そのうち２店舗は鮮魚店だった」といったように数値で観察結果を示すことが可能となる。さらに，同じ地域の人口や質問紙調査のデータと組み合わせることにより，「児童100人あたりの水産物販売点数が10以上の地域に比べて，10未満の地域では（質問紙で把握した）魚の入手頻度が高い」といった関連をみることもできる。

4 食事調査結果の集計方法

　食事調査は，地域住民の食事内容や食物摂取状況を定量的に把握する方法である（章末ワーキングシート３参照）。食事調査を実施した後，栄養価計算ソフトや専用の解析プログラムを用いて，栄養価計算を行い，対象者個人ごとの栄養素等摂取量や食品群別摂取量を計算し，集団全体の分布（平均値，中央値，標準偏差，最小値，最大値など）を確認する。

　集団の栄養素等摂取量は，「日本人の食事摂取基準（2020年版）」を用いて，アセスメントを行う。エネルギーおよび各栄養素について，対象地域の住民の身体計測値や食事調査データを用いる。食事摂取基準は，性・年齢階級別に設定されているため，性・年齢階級別のデータが必要となる。

*フォーカスグループインタビュー
あるトピックについて「焦点（フォーカス）」を絞り，そのトピックについて選ばれた６～12人を１グループとして行うインタビューのこと。マーケティングの分野でも用いられている。

エネルギー摂取量については，食事調査のデータではなく，身長と体重から計算したBMIを用いて，評価する。エネルギー摂取の過不足の評価は，BMIが目標とする範囲外にある者，範囲内にある者の割合を算出する。

栄養素摂取量については，（1）栄養素の摂取不足の評価，（2）栄養素の過剰摂取の評価，（3）生活習慣病の予防を目的とした評価，の3つに分けて考える。

（1）栄養素の摂取不足の評価

推定平均必要量を下回る者の割合を算出する。目安量が設定されている場合は，目安量と集団の中央値を比較して，目安量以上を摂取しているかを確認する。目安量以上を摂取している場合は，不足しているリスクは非常に低いと考えるが，目安量未満の場合は不足の有無やリスクを示すことはできない。

表5-4　インタビューガイド（例）

	時間	項目	質問
導入	0分	挨拶・自己紹介	本日はお忙しい中，お集まりいただき，ありがとうございます。司会をいたしますA県○○課の○○と申します。よろしくお願いします。
		目的	今日は○○に関するインタビューをさせていただきます。○○について住民の皆様の率直なご意見を聞かせていただければと思います。
	1分	録音の許可	ここでお話いただいた内容を正確に分析するために，録音させてもらいたいと思いますが，よろしいでしょうか？（反応を確認）録音したものは，文章に復元し，どのような発言があったか，分析を行います。記録は，分析のためだけに使い，個人名などが外に出ることはいっさいありませんので，ご安心ください。本日，お話しいただく内容は，○○（インタビューの目的）のみに使用させていただきますが，誰が何を言ったかがわからない形で発表します。（記録者がいる場合は，記録者が記録する点についても説明する。）
	3分	ルール・倫理的配慮の説明	まず，最初にいくつかのルールをお話します。全部で○個の質問をさせていただきます。どうぞ，遠慮しないで，ありのままにお話してください。また質問の意味がよく分からない場合は，遠慮なくそう言ってください。どうしても答えられない，答えたくない質問があった場合は，「わからない」，「回答できない」とおっしゃっていただいてかまいません。インタビュー途中であっても，中止することができます。それにより，○○さんが何ら不利益をこうむることはありません。また，インタビュー後に同意を撤回することもできます。では今から録音をいたしますが，録音を止めたい場合は，遠慮なくお申し出ください。進め方について，ご質問はありますか？
質問	5分	参加者の自己紹介（ウォーミングアップ）	はじめに，ウォーミングアップとして，自己紹介をお願いできますでしょうか。今日呼んで欲しい名前と，差し支えなければ居住地と居住年数を教えてください。それでは○○さん，お願いします。
	10分	質問1　地域の暮らしやすさ	ではここからは，私が質問を投げかけますので，自由に話してください。現在皆さんはA県に住んでいらっしゃいますが，暮らしやすさはいかがでしょうか？そのように考える理由を教えてください。
	20分	質問2　地域の暮らしに対する希望	では，もっとこういう点を改善したら，今の生活がより暮らしやすくなるという点がありますか？具体的な改善案があったら教えてください。
まとめ	35分	要約　お礼　終わりの挨拶	みなさんにたくさんのご意見をいただき，・・・・ということがわかりました。また・・・・ということもわかりました。本日は，お忙しい中ご協力いただき，ありがとうございました。以上で本日のインタビューを終了します。

プロットNo. ☐

地域：＿＿＿＿＿＿＿地域　地区：＿＿＿＿＿＿＿＿＿＿　　　　　　＿＿＿＿＿＿＿市　　　　　＿＿＿＿＿＿小学校

調査日：＿＿＿月＿＿＿日（＿＿＿）＿＿＿：＿＿＿　　天気：＿＿晴れ　・　曇り　・　雨＿＿

調査員：＿＿＿＿＿＿＿＿＿＿＿＿＿＿＿＿＿＿＿＿

店名：＿＿＿＿＿＿＿＿＿＿→　卸売業　・　小売業　・　スーパー　・　コンビニ　・　行商　・　その他（　　　　）

＊特売，タイムサービスなどの実施：　有　・　無

		販売の有無	丸ごと		切り身		備考
			生	加工	生	加工	
魚・魚介類	あじ						
	いわし						
	さけ						
	さば						
	いか						
練り製品	かまぼこ						
	ちくわ						
	さつまあげ						

＊記入方法
　　該当するものが販売していれば〇，していなければ×と記入する。
　　その他，わからない点は備考欄に記入する。

◎分類不可能だったもの

◎その他，特記すべき事項

図5-5　水産物の販売店　観察記録シート

資料）「日常的な水産物の摂食とその効果に関する食生態学的研究最終報告書」財団法人東京水産振興会（平成19年2月）

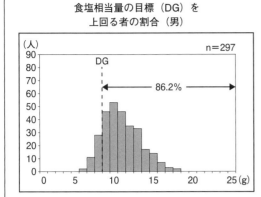
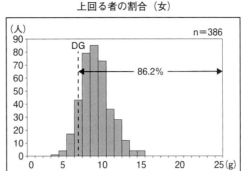

図5-6　食塩摂取量の習慣的摂取状況の分布（例）

資料）平成23年度熊本県民健康・栄養調査報告書

(2) 栄養素の過剰摂取の評価

耐容上限量を上回る者の割合を算出する。

(3) 生活習慣病の予防を目的とする場合

目標量を逸脱する者の割合を算出する。目標量が範囲で示されている場合は，目標量を下回る者，範囲内の者，上回る者に分けてそれぞれ割合を算出し，目標量を下回る者と上回る者の割合を足して算出する。

対象集団の食事調査結果から得られた，性・年齢階級別摂取量のローデータがある場合は，ワーキングシート3を参考に，食事調査結果を用いた対象集団の評価を行う。また，度数分布表やヒストグラム（図5-6）を作成し，目標量を上回る者の割合や推定平均必要量を下回る者の割合を示すと，視覚的にわかりやすい。

5 収集した情報の整理とアセスメント

既存資料，量的調査，質的調査，食事調査で収集した地域に関する情報は，表5-5に示すような1つのシートに集約し，情報を整理する。情報を整理する際には，理論モデルを活用するとよい。表5-5は，プリシード・プロシードモデルを活用した例である。項目，対象地域のデータ（現状値），アセスメントの結果を記入する。

「項目」欄には，情報を収集できた項目を記載する。プリシード・プロシードモデルの枠組みに沿った公衆栄養アセスメントの項目例を表5-6に示した。

「対象地域のデータ」は，ワーキングシート1（章末）を基に記入する。表5-2「調査の枠組み」に基づき実際に量的調査や質的調査を実施した場合は，そのデータも記入する（表5-2，ワーキングシート5参照）。食事調査を実施した場合は，調査結果やワーキングシート4（章末参照）を使って評価した結果を記入する。ここには，現状値（平均値や割合），調査年度などを示し，過去のデータがあればそれも示す。

「アセスメント」欄には，現状値のデータを踏まえて，対象地域の特徴を読み取った結果を記載する。特徴を読み取る際の主なポイントを以下に示した。

● 全国や近隣地域のデータと比較して違いがあるか（例：全国と比べて高齢化率が高い）

● 他の地域と比較して，より課題がありそうか（例：都道府県別にみた心疾患年齢調整死亡率が男女共に上位5位以内に入っている）

● 性・年齢階級別や地域別の結果がある場合は，特に問題が大きそうな性・年齢階級や地域はどこか（例：20〜30歳代の若い世代で朝食欠食者が多い）

● 過去のデータがある場合は，過去と比べた推移を確認し，増加/減少しているか，改善/悪化

しているか

● 国や都道府県などの計画の目標値や食事摂取基準などの既存の基準やガイドラインと比較して，目標を達成しているか（例：健康日本21（第二次）の目標値である野菜摂取量350gに到達していない）

　収集した情報だけでは地域の特徴がつかみきれない場合や，情報が不足している場合は，備考欄に記載する。

表5-5　対象地域のアセスメント情報整理シート（記載例）

収集した情報を用いて，対象地域のアセスメントを行いましょう

枠組み	項目	対象地域のデータ（現状値）	アセスメント	備考
QOL	生活満足度	「満足している又はまあ満足している」と回答する者：20〜30歳代 50%，40〜50歳代 70%，60歳以上 85%だった。[1]	若い世代（特に子育て世代）において，生活満足度が低い者が多い。	
健康	死因別年齢調整死亡率	主要死因の年齢調整死亡率は，悪性新生物，心疾患，脳血管疾患の順で高い。特に心疾患は都道府県別にみた時に，男性3位，女性5位である。[2]	心疾患の年齢調整死亡率が他の都道府県よりも高い。	
遺伝				活用可能な情報なし
行動・生活習慣	食塩摂取量	男性平均11 g，女性平均9 gであり，全国調査結果と同程度である。食事摂取基準（2020年版）の目標量から逸脱している者が，男女ともに7割を超えている。[3]	平均摂取量は全国調査結果と大きな違いは見られないが，食事摂取基準（2020年版）の目標量から逸脱している者が多い。	
	朝食摂食頻度	朝食を「ほとんど毎日食べる」成人の割合は20歳以上全体で70%，20〜30歳代で60%（全国：80%，70%）。[1]	全国と比べて，朝食を欠食する成人が多く，特に若い世代で多い。	
	運動習慣	運動習慣がある者の割合は，R3年度は男性33%，女性25%，H28は男性40%，女性30%。[1]	全国調査結果と大きな違いはないが，過去5年間で減少傾向がみられる。	
準備要因		食生活を改善したいと考える者は，どの世代でも60〜70%いる。[1]	食生活の改善意欲がある住民が多い。	
強化要因		家族が協力的と回答する者は60%いるが，一方職場が協力的と回答する者は30%。[1]	職場のサポートがあると感じている者が少ない。	
実現・環境要因		健康づくり応援店が県内に50店舗。店舗数は毎年微増。[4]		どのような人が利用しているかは不明。
地域特性	人口	年少人口割合は15%，生産年齢人口は62%，老年人口割合は23%。[5]	全国と比べて，年少人口割合，生産年齢人口割合が高く，老年人口割合が低い。	
	出生率	出生数（人口千対）は8.0，合計特殊出生率は1.38 と全国と同程度。[2]	若い世代の人口が多い割には出生数は全国と変わらない。	

情報源
1）A県健康増進課：令和3年度A県民対象健康・食生活アンケート結果報告書（2021）
2）厚生労働省：平成29年度人口動態統計特殊報告　平成27年都道府県別年齢調整死亡率の概況
3）厚生労働省：平成28年国民健康・栄養調査報告
4）A県健康づくり応援店ホームページ　http://www.pref.XXXXX.lg.jp/kenkou/page.html
5）総務省：令和2年国勢調査　都道府県・市区町村別統計表

表5-6　公衆栄養アセスメントの項目例

枠組み*		項目例
QOL		生きがい，生活満足度，生活の楽しさ，幸福感
健康	客観的健康	死因別死亡率，有病率，罹患率 BMI，腹囲，コレステロール値，血圧，血糖値，既往歴
	主観的健康	主観的健康感，自覚症状の訴え，ストレス
遺伝		家族歴
行動・生活習慣	食物摂取	栄養素等摂取量，食品群別摂取量
	食行動	朝食を食べる頻度，家族と共食する頻度，食事づくりの頻度，よく噛んで食べるか，外食頻度
	その他の健康行動	運動習慣，喫煙習慣，飲酒量・頻度
準備要因		食育への関心，健全な食生活への心がけ，行動意図，セルフエフィカシー，1食の適量に関する知識，適正体重に関する知識
強化要因		健康的な食生活を送ることに対して家族や職場が協力的か
実現・環境要因		食に関する情報源，地域内のコンビニエンスストアの数 社員食堂におけるヘルシーメニューの提供状況
地域特性		人口，年齢3区分別人口，出生数，合計特殊出生率

*プリシード・プロシードモデルを活用

演習問題

1．既存資料を使って，対象地域の人口や健康に関する基本データを整理してみましょう。

　　対象地域の既存資料から収集した情報を，ワーキングシート1「対象地域の基本データ記入シート」に記載して整理しましょう。小項目は地域の特性や入手できる情報にあわせて，必要な項目を加えたり削除してもかまいません。

2．量的調査，質的調査を実施するとしたら，どのような調査方法・調査内容で実施できるかを考えてみましょう。

　1）ワーキングシート1の整理結果を踏まえ，対象地域で量的調査・質的調査を実施するとした場合の調査の枠組みを，ワーキングシート2「調査の枠組み」を使って作成してみましょう。

　2）ワーキングシート2「調査の枠組み」を踏まえ，質問紙調査を実施する場合の質問紙（調査票）を作成してみましょう（書式自由）。質問紙を作成したら，グループ間で交換し，実際に住民の気持ちになって回答し，答えにくい点や気が付いた点をフィードバックしましょう。

　3）ワーキングシート2「調査の枠組み」を踏まえ，インタビュー調査を実施する場合のインタビューガイドを作成してみましょう（書式自由）。インタビューガイドを作成したら，グループ内で，管理栄養士役と住民役を決め，インタビューを実施してみましょう。

3．対象地域の食事調査のデータ（またはサンプルデータ）がある場合は，ワーキングシート3「食事調査の結果の評価（成人）」を用いて，食事状況のアセスメントを行いましょう。

4．収集した情報を用いて，対象地域のアセスメントをしてみましょう。

　ここまで収集した対象地域に関する情報をワーキングシート4「対象地域のアセスメントシート」に記載し，対象地域のアセスメントを行いましょう。

ワーキングシート1　対象地域の基本データ記入シート

既存資料を使って，対象地域の人口や健康に関する基本データを整理しよう

大項目	小項目		対象地域		全国や近隣地域	
			現状値（年）	情報源	現状値（年）	情報源
人口・世帯の状況	総人口（人）	総数 男性 女性				
	人口増減率（%）					
	年齢3区分別 人口割合（%）	年少人口 生産年齢人口 老年人口				
	産業別就業者数（人）	第1次産業 第2次産業 第3次産業				
	世帯数	総数 核家族世帯 核家族以外の世帯 単独世帯				
平均寿命・健康寿命	平均寿命（年）	男性 女性				
	健康寿命（年）	男性 女性				
死亡の状況	死亡数（人）					
	死亡率（人口千対）					
	年齢調整死亡率 （人口10万対）	1位 2位 3位				
母子保健の状況	出生数（人）					
	出生率（人口千対）					
	合計特殊出生率					
	低出生体重児割合（%）					
	乳幼児健診の受診率（%）	乳児 1歳6か月児 3歳児				
保健指導の状況・特定健診・特定	特定健診受診率（%）					
	動機づけ支援	対象者数（人） 実施率（%）				
	積極的支援	対象者数（人） 実施率（%）				
要介護・要支援の状況	認定者数（人）	総数 要支援1 要支援2 要介護1 要介護2 要介護3 要介護4 要介護5				
その他						

ワーキングシート2　調査の枠組み

量的調査，質的調査を実施するとしたら，どのような調査方法・調査内容で実施できるかを考えてみよう

枠組み			調査項目	既存資料の活用	新たに調査を実施	
				（調査/資料名，発行年）	質問紙調査 （調査票の質問番号）	それ以外の調査 （調査法）
生活の質（QOL）						
健康	客観的健康					
	主観的健康					
行動と生活習慣	食行動	食物摂取				
		行動				
	その他の 健康行動					
準備要因 （知識・態度）						
強化要因 （周囲のサポート）						
実現・環境要因						
基本的属性						

ワーキングシート3　食事調査の結果の評価（成人）

食事調査の結果を用いて，集団の食事状況をアセスメント（評価）してみましょう
①エネルギー摂取の評価（成人）

年代	①目標とするBMI（kg/m²）	BMIが①未満の者（②）		BMIが①の範囲内の者（③）		BMIが①を上回る者（④）		目標とするBMIの範囲外にある者年代別合計（②＋④）		目標とするBMIの範囲外にある者【合計】	
		人数	割合	人数	割合	人数	割合	人数	割合	人数	割合
18～49歳	18.5～24.9										
50～64歳	20.0～24.9										
65歳以上	21.5～24.9										

②栄養素摂取量の評価
1）栄養素の摂取不足の評価

推定平均必要量［EAR］が設定されている場合

栄養素	性別	年代	①EAR	①を下回る者		①を下回る者【合計】	
				人数	割合	人数	割合
	男性	18～29歳					
		30～49歳					
		50～64歳					
		65～74歳					
		75歳以上					
	女性	18～29歳					
		30～49歳					
		50～64歳					
		65～74歳					
		75歳以上					

目安量（AI）が設定されている場合

②AI	③対象集団の中央値	②＜③の場合〇

2）栄養素の過剰摂取の評価

栄養素	性別	年代	①耐容上限量［UL］	①を上回る者		①を上回る者【合計】	
				人数	割合	人数	割合
	男性	18～29歳					
		30～49歳					
		50～64歳					
		65～74歳					
		75歳以上					
	女性	18～29歳					
		30～49歳					
		50～64歳					
		65～74歳					
		75歳以上					

3）生活習慣病予防を目的とした評価

栄養素	性別	年代	①目標量［DG］	①を下回る者（②）		①の範囲内の者（③）		①を上回る者（④）		目標量の範囲を逸脱する者年代別合計（②＋④）		目標量の範囲を逸脱する者【合計】	
				人数	割合	人数	割合	人数	割合	人数	割合	人数	割合
	男性	18～29歳											
		30～49歳											
		50～64歳											
		65～74歳											
		75歳以上											
	女性	18～29歳											
		30～49歳											
		50～64歳											
		65～74歳											
		75歳以上											

1）～3）：上記は1つの栄養素についてのアセスメントシートである。複数の栄養素を評価する場合は，同様の様式を複数作成して，それぞれ計算する。
①EAR，UL，DG，②AIは，食事摂取基準より転記する。
①や②との比較（上回る者の人数・割合等）は，対象地域のデータに基づき計算して，記入する。

ワーキングシート4　対象地域のアセスメントシート

収集した情報を用いて，対象地域のアセスメントをしよう

枠組み	項目	対象地域のデータ（現状値）	アセスメント	備考
QOL				
健康				
遺伝				
行動・生活習慣				
準備要因				
強化要因				
実現・環境要因				
地域特性 （人口・世帯など）				

情報源
1)
2)
3)

【参考文献】

1 ）WHO, *A Conceptual Framework for Action on Social Determinants of Health*, 2010

2 ）The United States Department of Agriculture（USDA）, *The Third Report on Nutrition Monitoring in the United States*, 1995

3 ）島崎哲彦，大竹延幸著『社会調査の実際－統計調査の方法とデータの分析－　第12版』学文社，2017

4 ）轟亮，杉野勇，平沢和司編『入門・社会調査法［第 4 版］2 ステップで基礎から学ぶ』法律文化社，2021

5 ）鈴木淳子著『質問紙デザインの技法［第 2 版］』ナカニシヤ出版，2016

6 ）ローレンスW.グリーン，マーシャルW.クロイダー著，神馬征峰訳『実践　ヘルスプロモーション PRECEDE-PROCEEDモデルによる企画と評価』医学書院，2005

7 ）『日常的な水産物の摂食とその効果に関する食生態学的研究　最終報告書』財団法人東京水産振興会（平成19年 2 月）

8 ）伊藤貞嘉，佐々木敏監修『日本人の食事摂取基準（2020年版)』第一出版，2020
食事摂取基準の実践・運用を考える会編『日本人の食事摂取喫淳2020年版の実践・運用』第一出版，2020

9 ）S ヴォーン，JS シューム，J シナグブ著，井下理監訳，田部井潤，柴原宜幸訳『グループ・インタビューの技法』慶応義塾大学出版会，1999

10）キャロル・ガービッチ著，上田礼子，上田敏，今西康子訳『保健医療職のための質的研究入門』医学書院，2003

6 公衆栄養プログラムの目標設定

● ● ● ● ● 学習のポイント ● ● ● ●

❶地域のアセスメント結果を踏まえた課題の抽出方法を理解する
❷抽出した課題の中から優先課題を検討する方法を理解する
❸優先課題を解決するための目標設定の方法や目標の種類を理解する

第5章では，対象地域のアセスメントを行い，現状を把握し分析した。その結果を踏まえて，本章では課題の抽出，優先課題の検討，目標の設定を行う。

1 目標設定の手順

1 課題抽出から優先順位の高い課題決定

アセスメント結果（現状分析）を踏まえて，各課題の抽出を行う。アセスメントの結果から，課題がありそうな内容と，課題がなさそうな内容に分け，課題がありそうなのはどこか，とくに誰か（性別，年齢階級，地区など）を検討する。

課題がありそうな内容が複数あることもあるが，実際に地域で公衆栄養活動を行う際は，一度にすべての課題に取り組むことは難しい。そのため，優先順位付けを行い，優先度の高い課題を検討する。優先順位の検討には，マトリックスを用いるとよい。マトリックスの縦軸と横軸にそれぞれ，重要性（上位目標との関連性など），普及率（課題を保有する人の割合など），改善可能性（事業を実施することによる変わりやすさ），緊急性（その課題を改善することが急務であるか），既存の計画や事業との整合性，費用対効果，住民や地区組織がかかわる可能性などを位置づけ，二次元で考える。図6－1，6－2にマトリックスの例を示した。

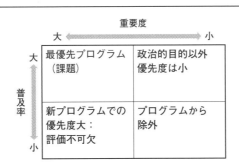

図6－1　重要性と普及率の2つの次元による優先順位づけ

資料）ローレンスW.グリーン，マーシャルW.クロイター著，神馬征峰訳『実践ヘルスプロモーションPRECEDE-PROCEED
モデルによる企画と評価』医学書院，p.135（2005）を一部改変

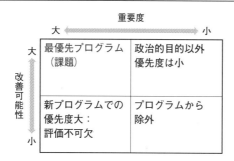

図6－2　重要性と改善可能性の2つの次元による優先順位づけ

資料）ローレンス・W・グリー，マーシャル・W・クロイター著，神馬征峰ら訳『ヘルスプロモーション-PRECEDE-PROCEED
モデルによる活動の展開』医学書院，1997を一部改変

複数の課題が抽出された場合は，各課題をマトリックスに位置付ける。各課題をマトリックスに位置付ける際は，関係者が話し合いによって決める方法や，関係者が個人ごとに得点化を行い，平均値を用いて位置付けを決定する方法などがある。結果，最も左上の頂点に近いところに位置付いた課題が「最も優先度の高い課題」となる。

2 課題解決のための目標設定

優先順位の高い課題を抽出したならば，その課題の解決に向けた目標の設定を行う。ここでは，「課題」を「目標」に置き換える。たとえば，「朝食を欠食する成人が多い」という課題が抽出された場合，目標は「朝食を欠食する成人の減少」となる。

（1）指標の設定

次に，目標の指標を検討する。目標設定では，結果を評価する時に測定できるように，「誰の」「何」についてなのかを具体的に示す。この測定可能な「誰の」「何」のことを「指標」という。たとえば，第4次食育推進基本計画では，共食に関する目標が2つある。「朝食又は夕食を家族と一緒に食べる『共食』の回数を増やす」という目標では，その指標を「朝食又は夕食を家族と一緒に食べる『共食』の回数」としている。またもう1つの「地域等で共食したいと思う人が共食する割合を増やす」という目標の指標は「地域等で共食したいと思う人が共食する割合」となっている。

（2）目標値の設定

第5章のアセスメントで把握した「現状値」を踏まえて，「目標値」（数値目標）を設定する。現状値がある場合は，その数値を基に具体的な数値目標を設定する。数値目標は，実現可能な目標とすることが望ましい。実現可能かどうかを判断するのは難しいが，国，都道府県，他地域の目標や対象地域の年次推移などを参考に検討するとよい。数値目標を設定する際の考え方のポイントを表6－1に示した。

表6－1　数値目標設定の考え方のポイント

1. 全国や他地域との比較に基づき設定
    例）市の目標値を県の平均値に設定する（県平均に近づく）
    　　取り組みが進んでいる近隣地域の値を目標値とする
2. 国や都道府県の目標値に基づき設定
    例）健康日本21（第二次）の目標値と同じに設定する
    　　食事摂取基準の目標量を参考に設定する
3. 対象地域の年次推移に基づき設定
    例）現在よりも望ましい状況であった過去の数値とする
    　　前回の計画で改善した%や平均値を参考に設定する
4. 研究から得られたエビデンスに基づき設定

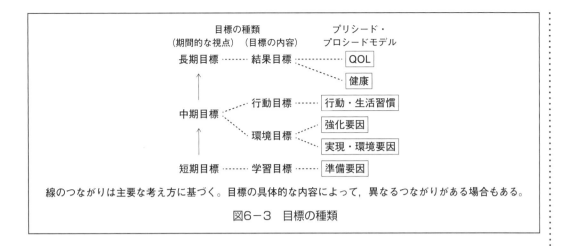

線のつながりは主要な考え方に基づく。目標の具体的な内容によって，異なるつながりがある場合もある。

図6-3　目標の種類

現状値がない，あるいはわからない場合には，国や他地域の現状値などを参考に目標値を検討するか，具体的な数値目標ではなく「増加」「維持」「減少」としてもよい。

(3) 目標達成期間の設定

目標を設定する際には，何年間で達成することをねらった活動や計画であるかを，あらかじめ決めておく。その期間が３年なのか，５年なのか，10年なのかによっても，目標値をどの程度にするかが変わってくる。

そして目標は，目標達成までにどの程度かかりそうかという期間的な視点により，長期目標，中期目標，短期目標に分けることができる。期間的な視点の目安として，短期目標は１年程度，中期目標は３〜５年程度，長期目標は10年以上達成までにかかると考えられることが多い。また，目標の内容によって，結果目標，行動目標，環境目標，学習目標に分けることができる（図6-3）。

結果目標は最終的な目標であるため長期目標，行動目標と環境目標は達成までにある程度の期間を要するため中期目標，学習目標は公衆栄養活動後比較的変化しやすいため短期目標と整理することができる。

これらの整理は，各目標の主要な指標に基づき整理したため，実際の指標によっては異なる目標とつながることもある。たとえば環境目標で「家族が健康的な食事を準備してくれる者を増やす」とした場合の強化要因は短期目標とすることも可能だが，「地場産物を販売する店舗を増やす」「運動施設を増やす」といった目標の場合には，達成までに時間がかかることが想定されるため，中期ないし長期目標となる。

目標設定で重要な点は，それぞれの目標を別々に設定するのではなく，より上位目標（長期目標や結果目標）から設定し，上位目標とのつながりを確認しながら各目標を設定することである。

次に，プリシード・プロシードモデルに沿って，各段階での課題抽出，優先課題の検討，目標設定の方法について具体的に説明する。

2 プリシード・プロシードモデルに沿った目標設定

1 QOL（めざす姿）の目標設定

公衆栄養活動の最終的な目標は，個人や地域全体のQOL（生活の質）の向上である。５年後，10年後に対象地域がどのような地域になってほしいか，対象地域に住む住民がどのような気持ちを感じて生活していてほしいか，といった「地域のめざす姿」についてのQOLのアセスメン

ト結果を踏まえた上で，最上位の目標を検討する。その際の数値目標については，既存資料がある場合は，既存資料の結果を踏まえて設定する。既存資料がない場合は，地域のめざす姿を検討したうえで，QOLの目標の指標を検討し，現状値「なし」，目標値「増加」といった目標設定を行う。

② 健康の目標設定

次に，地域のQOLの向上につながる可能性の高い要因として，より多くの住民にかかわることになる健康問題が課題として抽出される。健康に関しては，年齢調整死亡率，有病率，罹患率といった「疾病や死亡」に関する項目と，肥満者割合，高血圧者の割合といった疾病の「リスク要因」の両方が含まれる。

そこでアセスメントの結果を踏まえ，課題がありそうな健康課題を抽出する。健康課題の優先順位付けを検討する際は，図6－1のマトリックスを使用する。「重要性」はQOLの目標との関連が強いか，また「普及率」や「有病率」はその健康課題がより多くの人にかかわっているか，より多くの人が持っているか，で考えるとよい。より多くの住民にかかわる健康問題を解決・改善するような公衆栄養活動を行うことにより，医療費の削減やQOLの向上につながる可能性が高いためである。

優先度の高い健康課題を特定したら，その目標の指標，現状値，目標値を検討する。

③ 行動・生活習慣の目標設定

続いて，2で検討した優先度の高い健康課題に関連する要因として，行動・生活習慣の目標設定を行う。

アセスメントの結果，対象地域の行動・生活習慣の現状のうち，優先度の高い健康課題に関連する行動・生活習慣はどれかを整理する。行動・生活習慣の優先順位づけの際には，図6－2のマトリックスを使って優先順位を考える。

「重要性」はQOLや健康課題との関連が強いか，また「改善可能性」はその行動・生活習慣自体の変わりやすさで考える。個人や年代，地域によっても異なるが，行動・生活習慣には，働きかけによって変わりやすいものと，変わりにくいものがある。公衆栄養活動では，住民の行動・生活習慣を変容させるための働きかけをすることが多いため，働きかけると変わる可能性が高いかどうかをマトリックスの1つの次元に入れて検討してみるとよい。

優先度の高い行動・生活習慣をいくつか特定したら，それらの目標の指標，現状値，目標値を検討する。

④ 準備・強化・実現・環境要因の目標設定

さらに，3で検討した優先度の高い行動・生活習慣に関連する，準備・強化・実現・環境要因の目標設定を行う。

アセスメントの結果，準備・強化・実現・環境要因の現状のうち，優先度の高い行動・生活習慣に関連する要因はどれかを整理する。準備・強化・実現・環境要因の優先順位づけの際には，行動・生活習慣と同様に，図6－2のマトリックスを使って優先順位を考える。もしアセスメント結果に，優先度の高い行動・生活習慣に関連する準備・強化・実現・環境要因が十分に含まれていない場合は，含めるべき要因を検討し，加える。

準備要因には知識，態度，スキルなどが含まれるが，優先度の高い行動・生活習慣を改善するために必要と考える知識，態度，スキルなどが入っているかを確認する。また知識のみ，態度のみと偏りがないよう，内容のバランスも考慮する。強化要因，実現・環境要因も同様に検討する。

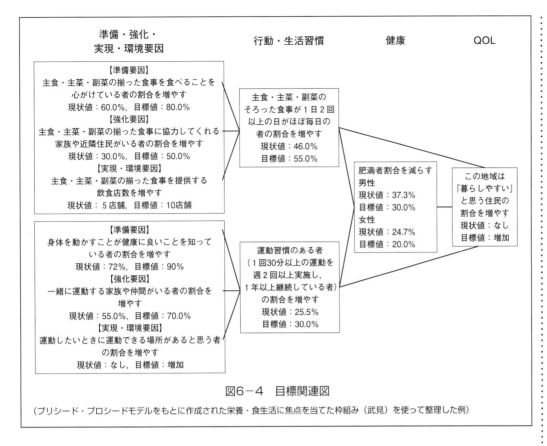

図6-4　目標関連図
（プリシード・プロシードモデルをもとに作成された栄養・食生活に焦点を当てた枠組み（武見）を使って整理した例）

　優先度の高い行動・生活習慣をいくつか特定したら，それらの目標の指標，現状値，目標値を検討する。アセスメントの結果に含まれておらず，現状値が不明な場合は，現状値は「なし」，目標値は「増加」「維持」「減少」のいずれかとする。

5 目標同士のつながりの確認

　以上の目標設定を行ったら，QOLから準備・強化・実現・環境要因までの目標がつながっているか，ズレているところはないかを確認する。確認する方法としては，図6-4に示すように1枚の図に整理し，目標間に線を引きながら，つながりを確認するとよい。

演習問題

1．ワーキングシート「優先度の高い課題の特定と目標設定ワーキングシート」（章末）を使って，目標設定を行ってみましょう。今回の演習では，QOLと健康課題はそれぞれ目標を1つ，行動・生活習慣要因は2つ，準備・強化・実現・環境要因は行動・生活習慣1つにつき4～5つを目安に目標（指標，現状値，目標値）を考えてみましょう。
2．1で設定した目標のつながりを1枚の図に示して確認してみましょう（図6-4を参考に）。

第6章ワーキングシート　優先度の高い課題の特定と目標設定ワーキングシート

アセスメントの結果をふまえて目標設定をしよう

枠組み	項目	アセスメントの結果課題と考えられた内容 （優先順位の高い課題に◎）	目標		
			指標	現状値	目標値
【記入例】 行動・生活習慣	食行動	朝食を欠食する成人が多い。 特に20，30歳代の若い世代に多い。	朝食を欠食する 20～30歳代の割合	24% （令和3年度）	15%以下 （令和8年度）
QOL					
健康					
遺伝					
行動・生活習慣					
準備要因					
強化要因					
実現・環境要因					
地域特性 （人口・世帯など）					

アセスメントの結果をふまえて目標設定をしよう

【参考文献】

1）ローレンスW.グリーン，マーシャルW.クロイダー著，神馬征峰訳『実践　ヘルスプロモーション PRECEDE-PROCEEDモデルによる企画と評価』医学書院，2005

2）藤内修二，岩室紳也『藤内&岩室の新版保健計画策定マニュアル』ライフ・サイエンスセンター，2001

3）厚生労働省：「地域における行政栄養士による健康づくり及び栄養・食生活の改善の基本指針」を実践するための資料集*

4）農林水産省：第4次食育推進基本計画**

5）武見ゆかり「若年成人への栄養・食教育の診断・評価の指標に関する研究：食スキル・食態度・食行動の面から」『栄養学雑誌』60（3），131-136（2002）

＊「地域における行政栄養士による健康づくり及び栄養・食生活の改善の基本方針」を実践するための資料集
https://www.mhlw.go.jp/bunya/kenkou/dl/chiiki-gyousei_03_zentai.pdf

＊＊第4次食育推進基本計画
https://www.maff.go.jp/j/syokuiku/attach/pdf/kannrennhou-24.pdf

7 公衆栄養プログラムの計画策定

1 計画の検討と策定

1 計画とは

計画*は,「達成すべき水準と達成手段を明示するもの」である。WHOでは,「保健計画（健康増進計画）とは,保健上の目的を達成するための複数の代案のなかから最良の案を選ぼうとする,組織だった,意識的で,継続的な努力である」と定義している。

健康増進計画を遂行するために,以下にあげるような3つの計画が考えられる。また,これら3つの計画の関係性を,図7－1に示す。

・基本計画：①国の基本計画を踏まえて都道府県がまとめるもの
　　　　　　②国および都道府県の基本計画を踏まえて市町村がまとめるもの

> *計画
> 計画とは,「行動の集合」ということができる。つまり,「何を」「いつまでに」「どのような方法で」「何を優先して」行えば達成できるのか,を示すものである。

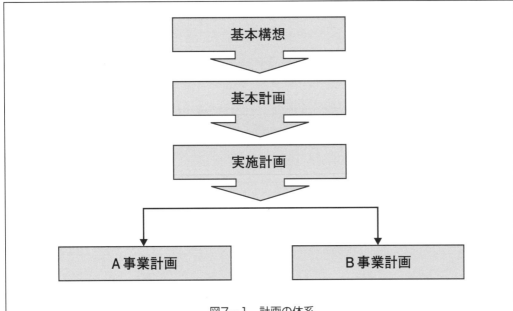

図7－1　計画の体系

資料）平野かよ子編『地域特性に応じた保健活動－地域診断から活動計画・評価への協働した取り組み－』ライフ・サイエンス・センター, p.91, 2004

※計画期間の想定は，5〜10年間。

・実施計画：基本計画を実現に導くための，具体的な行動計画

※計画期間の想定は，3〜5年間。

・事業計画：実施計画に盛り込まれた健康課題を解決するため，課題ごとに策定するもの

※計画期間の想定は，1年間。

なお，地域における「保健上の目的*を達成する」ためには，地域の健康課題をしっかりと把握したうえで，地域の状況に即した，実現可能な計画の策定が求められる。

2 計画の検討

計画の目的・目標が明確になったら，具体的な計画を検討する。計画の検討では，多機関，多職種の参加により，多面的な検討を行う。

検討においては，①必要な資源，②コスト，③必要な期間，④実現可能性，⑤想定される障害，⑥緊急度・重要度などを総合的に判断し，優先度を決定する。

3 計画の策定

地域における健康課題を解決するにあたり，①地域診断に基づいた客観的な情報をもとに課題を明らかにし，②取り組むべき事業を体系化し，③達成すべき目標とその手段・手順を明確にした活動を展開するために計画を策定する。

行政では，住民に対して長期的な展望にたった保健行政を，効果的，継続的，計画的に推進する組織としての計画を示すこととなる。

また，地域住民や関係者が地域の健康課題を把握し，問題意識をもって計画を実行に移すために，計画策定は直接策定にかかわる職員だけで行うのではなく，さまざまな関連職種や住民の代表者との連携が重要である。

次に，都道府県および市町村における計画策定の留意点を示す。

(1) 都道府県の計画

都道府県においては，策定会議や委員会において，既存の社会資源，産業の基盤である農林水産業資源，商店などの経済産業資源などを活用し，社会環境の改善につながる計画とする。

また，都道府県では，施策の成果を得るために，管内市町村と協働し，必要なデータを把握して整理したうえで，全国や他県のデータと比較し，その県の特徴や課題をとらえることも必要である。

(2) 市町村の計画

市町村においては，地域住民（対象者）の実態に即した，なじみやすく，実践しやすい計画を策定し，「地域での健康づくり」「まちづくり」に展開できる活動が望まれる。

2 健康増進計画の立案

1 都道府県，市区町村における健康増進計画

都道府県または市区町村において健康増進計画を策定する際には，①健康の増進が，疾病予防・介護予防のために重要であることを踏まえ，②関係機関と連携して，③既定の医療計画や老人保健福祉計画などと協調し，整合性を図る。

また，市町村においては，図7−2に示すように，市町村総合計画を考慮して計画を策定する

*目的
目的とは，「価値の集合」ということができる。つまり，「何のために」行うのか，を示すものである。

ことも必要となる。

2 健康増進計画策定のプロセス

健康増進計画策定の全体のプロセスを，図7－3に示す。

策定される健康増進計画は，地域住民にとって，成果が期待できる，必要不可欠なものでなければならない。計画の策定にあたっては，関係する多職種との綿密な調整を行い，計画を策定することとなった背景や策定の意義を共有し，関係者の協議により「めざす姿（目的）」を具現化する目標を検討する。

3 関係者への告知

策定された健康増進計画は，パブリックコメント*を経て議会などで決定される。決定された計画は，地域住民など関係者に広く告知し，周知徹底をはかる必要がある。策定後だけでなく，策定段階から告知を行うことで，策定に至る過程から関係者に理解してもらうとともに，計画への興味・関心を呼び起こすことができ，健康増進への意識づけが期待できる。

*パブリックコメント
パブリックコメントとは，国および地方公共団体などの行政機関が，命令など（政令，省令，条例ほか）を制定するときに，その案について広く国民，市民から意見や情報を募集することをいう。また，行政機関には，計画などを策定するにあたっても，その意見などを考慮することが求められている。

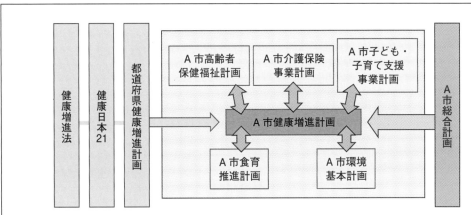

図7－2　健康増進計画の位置づけ

資料）伊達ちぐさ・酒井 徹編『公衆栄養学2016年版　地域・国・国際レベルでの栄養マネジメント』医歯薬出版，p.149　2016を一部改変

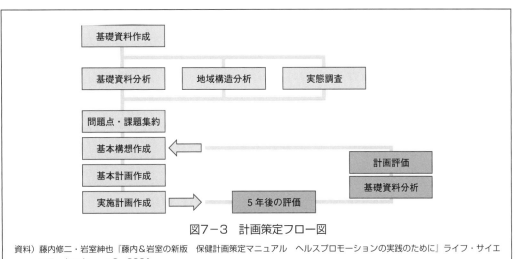

図7－3　計画策定フロー図

資料）藤内修二・岩室紳也『藤内＆岩室の新版　保健計画策定マニュアル　ヘルスプロモーションの実践のために』ライフ・サイエンス・センター，p.8，2001

3 実施計画の設定

「実施計画」は，健康増進計画を「実現に導くための，具体的な行動計画」である。つまり，「めざす姿（目的）」を具現化するために設定した目標を達成するために，具体的に「どのような事業を展開するのか」を指し示すものである。

実施計画策定のためのワークシートの記入例を表7－1に示した通り，以下のような流れで具体的な事業を設定する。

①各目標を達成するためには，どのようなことが必要であるか，その解決のための条件を考える
②①の条件をクリアするためには，具体的にどのような対策が必要かを考える
③②の対策を実行に移すための事業を考える

なお，目標を達成するにあたっては，地域住民個々の問題を個別に支援する対策と，同じようなリスクをもつ集団が共通して受けられる支援，地域で問題に取り組むネットワーク化などを組み合わせた課題を解決するための計画のほかに，ポピュレーションアプローチや課題を悪化させないための対策などを含めて策定する。

また，ひとつの目標を達成に導くためのアプローチの方法はひとつではないため，いく通りも

表7－1　実施計画策定のためのワークシート

※領域　乳幼児，目標：子どもが健やかに育ち，育児が楽しいと感じる保護者が増える

目　標	目標達成のための条件	具体的対策	事業名
朝食を毎日食べる子どもが増える 90% ⇒ 100%	・朝食から主食，主菜，副菜が必要だと思う	・朝食や主食，主菜，副菜の組み合わせの重要性が理解できる講話 ・子どもの食事調査から親の意識の変革	・1歳6ヶ月児健診 ・1歳6ヶ月児健診 ・3歳児健診
	・20分程度でたんぱく質と野菜を含む献立を作ることができる ・家族が協力してくれる	・たんぱく質と野菜を含む献立のレシピを配布 ・調理実習	・1歳6ヶ月児健診 ・3歳児健診 ・親子で料理教室
好き嫌いのない子どもが増える 60% ⇒ 70%	・偏食をなくすための工夫について学習する機会がある	・偏食のある子どもの保護者に対する個別相談 ・調理実習	・1歳6ヶ月児健診 ・3歳児健診 ・親子で料理教室
離乳食が適切に与えられる乳児の増加 75% ⇒ 90%	・離乳食について学習する機会がある	・離乳食に関する講話 ・離乳食の試食 ・個々の発育状態に合わせた個別相談	・乳児健診 ・離乳食講習会

資料）藤内修二・岩室紳也『藤内＆岩室の 新版 保健計画策定マニュアル　ヘルスプロモーションの実践のために』ライフ・サイエンス・センター，p.100，2001を改変して作成

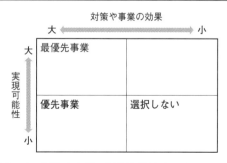

図7－4　対策や事業の優先順位決定マトリックス

資料）藤内修二・岩室紳也『藤内＆岩室の　新版　保健計画策定マニュアル　ヘルスプロモーションの実践のために』ライフ・サイエンス・センター，p.105，2001，一部改変

表7-2　事業計画の検討と優先順位づけのためのワークシート

事業計画　　検討項目	緊急性重要性	実現性効率性	具体性	測定可能性	協働性	評価得点	優先順位
A事業計画案	○	○	○	○	○	25	1
B事業計画案	△	△	△	×	×	11	2
C事業計画案	△	×	×	×	△	9	3

注）点数：5点：○（すぐれている），3点：△（普通），1点：×（わるい）

資料）標 美奈子著者代表『標準保健師講座・1　公衆衛生看護学概論（第4版）』医学書院，p.119，2015

　の事業計画案が生まれてくるものと考えられる。その場合は，地域住民の実態に即した，必要不可欠なものを優先的に策定する。

　なお，図7-4にプログラムの優先順位づけのためのマトリックスを，表7-2に優先順位づけのためのワークシートの例を示す。

4　事業計画の立案

1　事業計画の策定

　健康増進計画，実施計画（行動計画）が立案されたら，具体的な事業を展開するために，公衆栄養活動の目的・目標に沿って具体的な事業ごとに事業計画（プログラム）を策定する。

　事業計画は，事業を実施する際の内容や手順などの運営方法を詳細に取り決めた計画である。その計画を実行に移すにあたっては，①いつまでに，②どのような方法で，③何を優先して行えば達成できるか，すなわち，「なぜ，いつ，どこで，だれが，だれに，何を，どのようにするのか」の6W2Hの要素が含まれている必要がある（表7-3）。

　また，事業の推進のために，実施内容・役割分担・時期・場所・実施方法・留意点・予算などを，具体的に記述する。

(1) プログラムに重要な条件

　事業計画策定にあたっては，次の条件を踏まえて作成する。

・具体的な効果が確認できる支援内容であること

・参加の継続性と効果の継続性が図れること

表7-3　事業計画の検討要素

なぜ（why）	実施する目的・必要性を明らかにしておく
いつ（when）	対象者（集団）の状況を考慮する
どこで（where）	参加しやすい利便性の高いところがよい
だれが（who）	単独か，ほかの専門職と連携して行うのか
だれに（whom）	個人・家族・集団か，対象者のライフステージ・状態，地域の範囲を検討する
何を（what）	対象者のニーズ，優先順位の高いもの，解決が容易なものから取り組む
どのようにするのか（how）	目標に向かって対象者と努力していく姿勢が求められる
予算（how much, budget）	どれだけの費用で行うか

・家族ぐるみ，地域ぐるみで健康づくりを目指すことが期待できること

・経済的な効率を追求し，かつ効果をあげること

(2) プログラムの目的・目標の明確化

「計画の目指すところは何か」「何をもって目的が達成できたとするか」を明らかにすることは，計画策定の大きな意義となる。

健康増進計画や実施計画で設定されている長・中期目標を踏まえて，目的を明確にする。

事業計画の目標では，事業終了時点での評価判定が可能で，具体的で，達成可能な内容であることが求められる。

また，実施者が設定する目標は，「対象集団のどのような項目（指標）」が，「どのように変化するのか」を明確に示すことが求められる（表7－4）。

たとえば，血圧，血糖値，体重などの身体状況に見られる変化を目標とする場合と，運動習慣をはじめとした生活習慣に関する変化を目標とする場合とがある。これらの場合，変化量を目標値として決めることが望ましいが，その基準については，過去の保健事業の結果や専門家の意見，理論などを参考にしたうえで，プログラム実施期間内で達成可能な内容を設定する。

(3) プログラムの構成

プログラムの構成にあたっては，目的・目標を達成するために，「どのような手段や形態を用いるのか」「どの程度の時間や期間をかけて行うのか」などの枠組みを検討する。

①支援の手段・形態

支援の手段・形態としては，表7－5で示すような内容が考えられる。

これらの支援の手段・形態は，単独で実施するだけではなく，複数の手段・形態を組み合わせ

表7－4　プログラムの目標例

	目標例
高血圧症の罹患者の増加を抑制することを目指す場合	・参加者の収縮期血圧の平均値が140 mmHg未満，拡張期血圧の平均値が90 mmHg未満になる。 ・参加者の平均での収縮期血圧が10 mmHg，拡張期血圧が5 mmHg低下する。
肥満度を低下させることを目指す場合	参加者の半数で体重が5％以上減少する。
運動習慣のない人が運動習慣を身につけることを目指す場合	週1回30分以上の運動をする人が参加者の中で50％に増える。
野菜の摂取量の増加を目指す場合	・1日の野菜摂取量が350 g以上の人が参加者の中で80％に増える。 ・参加者の平均の野菜摂取量が50 g増える。

資料）谷野浩太郎『社会保険旬報／臨時増刊「個別健康支援プログラム実施マニュアル」活用に向けて』社会保険研究所，2006より改変

表7－5　支援の手段・形態と支援時間

具体的内容	支援の手段・形態	支援時間
生活習慣病，食生活，運動などについての知識の提供	講義	40分程度
	冊子・リーフレットなどによる情報提供	
個人の状態を把握するアセスメントや結果説明，相談など対面で実施	個別相談のみの場合の個別面談	40分程度
	教室中に行う個別相談	5～10分程度
電話，郵便，メールなどを活用した情報提供	通信	
食生活，運動について実践に活かすことができる技術の伝達，実践	実技（食生活）	1～2時間
	実技（運動）	1～2時間
生活習慣病，食生活，運動などについての知識を身につけ，生活習慣改善に向けた意欲を高めるためのグループワークでの学習	グループワーク	1時間程度

資料）谷野浩太郎『社会保険旬報／臨時増刊「個別健康支援プログラム実施マニュアル」活用に向けて』社会保険研究所，2006を改変して著者作成

ることによって，さらに効果をあげることが期待できる。たとえば，生活習慣病などのリスクのある人に対しては，「個別相談」を行うだけでなく，そこに，動機づけにつながるような「講義」「実技」を組み合わせたプログラムを実施することで，参加者の行動変容につながる割合が高くなることなどが考えられる。

②プログラムに要する期間・回数の設定

　設定した目標を達成するために必要な期間と回数を設定する。とくに，食習慣や生活習慣の改善は短期間でなされるものではないため，プログラムの参加者が意欲を維持しながら参加を継続できるように，適切な期間と回数を設定する必要がある。

　たとえば，参加者ができるだけ早く効果を実感し，それにより，みずから実践に移していけるような設定例として，以下のような流れが考えられる。

　⒤プログラム期間を3～6か月とする

　⒤開始直後の1か月間は週1回のペースで教室を開催する

　⒤その後，教室開催の頻度を2週間に1回，1か月に1回…と，徐々に落としていく

③1回あたりの支援時間

　支援の手段・形態別にみた参加者1人あたり，もしくは教室などの1回あたりの時間の参考例を表7－5に示した。

(4) プログラムの提供体制

　プログラムにおける知識・技術の提供は，実施主体機関の管理栄養士や保健師などが中心となって行うことが一般的である。しかし，プログラム提供が多岐にわたる場合には，機関内の職員だけではできない部分を補う専門職の確保が必要となる。

　一人ひとりの参加者を多面的にとらえながらプログラムを進めるためには，領域に応じた多種の専門職がかかわることが求められる。

　また，プログラムの効果を地域において波及させるためには，たとえば，食生活改善推進員などにボランティアとして協力をあおぐなど，地域住民が参加しやすくなるようにプログラム運営を図る必要がある。

(5) 実施場所の検討

　実施場所は，保健センターや公民館など，プログラムの内容に応じて，地域の身近な施設（社会資源）を有効に活用する。活用できるほかの社会資源としては，次のような施設が考えられる。

・学校の体育館や余裕教室*など，地域内の施設資源

・近隣市町村にある施設資源（都道府県立の施設など）

・民間フィットネスクラブ，温泉施設など

(6) 参加者の募集

①募集方法

　より多くの人に参加してもらうために，募集方法を検討する。募集方法としては，次のようなものが考えられる。

・広報誌による募集

・地区説明会の開催

・地域の団体を通じた募集

・各種健診の際に，プログラムの具体的な内容を説明し，参加を呼びかける

・医療機関などによる呼びかけ

②主体的な参加の工夫

　参加者が，主体的に生活習慣改善に取り組む意識がもてるような工夫を行うことも必要である。そのために，次の点を検討する。

*余裕教室
児童・生徒数の減少により，将来とも恒久的に余裕となると見込まれる普通教室のことをいう（文部科学省ホームページ〈https://www.mext.go.jp/a_menu/shotou/zyosei/yoyuu.htm〉より）。

・事業の趣旨をしっかり説明するインフォームド・コンセントを行い，参加申込書の提出を求める
・プログラムの効果の評価・分析のために参加者の個人データを利用することについて説明をし，同意書を入手する
・主体的にプログラムに参加しているという意識を高めるために，参加者の費用負担を導入する

③安全管理

プログラムに食生活や運動の実技を組み込む場合は，事故を防ぐための配慮や事故発生時の対応策をあらかじめ検討し，対応手順などを明文化しておく必要がある。また，賠償責任保険などへの加入も必要となる。

2 予算管理

プログラムの実施にあたって，あらかじめ必要な経費を算出して見積もりを立てることを「予算」という。とくに，事業実施においては，限られた予算を有効に使うための効率性が求められる。少ない予算で最大限の効果が得られるように，計画的な事業実施や進捗状況の管理も重要となる。

プログラムにかかる費用には，企画・立案や実施後の評価に関する費用も含まれる。また，プログラム実施にかかる費用は，すべての費用の合計を把握するだけでなく，それぞれの費用が，プログラムのどの段階で発生したのかについても分類・分析することで，プログラムの改善に活かすこともできる。

なお，費用の算出例を表7－6に示す。

表7－6　費用の算出例

費用項目	品　名	数　量	金額（円）	プログラム実施段階	備　考
通信費	切手代	50	6,000	参加者募集	
委託費	検査代	50	240,000	検査	
報償費	健康運動指導士謝礼	5	50,000	プログラム提供	
食材費	試食用食材	5	150,000	プログラム提供	
消耗品費	プリンター用紙	1	1,500	プログラム提供	
備品購入費	パソコン	1	200,000	データ管理	
・・・・					

演 習 問 題

1．第6章で設定した目標を達成するための実施計画書を以下のフォーマットを使って作成しましょう。

　　その際，第4章で調べた保健事業等で関連するものを組み入れましょう。

長中期目標：

短期目標	目標達成のための条件	具体的対策

2．実施計画をもとに，次のページの事業計画ワークシートを使って事業計画を立てましょう。

　　なお，その際に実施主体・協力機関・実施場所・支援者は第3章と第4章で調べた内容を反映させましょう。

事業計画ワークシート

事業名		根拠法令	
実施主体		協力機関	
目　的			
目　標			
対象者		実施場所	

内容と方法	■ 実施期間・回数等 ■ ■ 周知方法 ■ ■ 内　容 ■

支援者(職種)		予算(項目)	

【引用・参考文献】

1）標 美奈子著者代表『標準保健師講座・1　公衆衛生看護学概論』医学書院，pp.110-120，144-160，172-174，2015

2）酒井徹・由田克士編『公衆栄養学　2021年版　公衆栄養活動実践のための理論と展開』医歯薬出版，pp161-167，2021

3）平野かよ子編『地域特性に応じた保健活動－地域診断から活動計画・評価への協働した取り組み－』ライフ・サイエンス・センター，pp.89-102，2004

4）藤内修二・岩室紳也『藤内＆岩室の　新版　保健計画マニュアル　ヘルスプロモーションの実践のために』ライフ・サイエンス・センター，pp.3-9，22-25，30-32，61，80-82，99-106，2001

5）医薬基盤・健康・栄養研究所監修，吉池信男・林宏一編集『健康・栄養科学シリーズ　公衆栄養学　第7版』南江堂，pp200-206，2020

6）前大道教子・松原知子編『ウエルネス公衆栄養学　2016年版』医歯薬出版，pp.144-153，2016

7）厚生労働省「健康増進法（平成14年　法律第103号）」，2002

8）厚生省保健医療局地域保健・健康増進栄養課「地域における健康日本21実践の手引き」2000

9）厚生労働省健康局がん対策・健康増進課栄養指導室「「地域における行政栄養士による健康づくり及び栄養・食生活の改善の基本指針」を実践するための資料集－成果のみえる施策に取り組むために，地域社会・食・身体の構造をみる－」2013

10）厚生労働省「国民の健康の増進の総合的な推進を図るための基本的な方針」厚生労働省告示第430号，2012

11）厚生労働省「地域における行政栄養士による健康づくり及び栄養・食生活の改善の基本指針について」健が発0329第4号，2013

12）厚生労働省「地域における行政栄養士による健康づくり及び栄養・食生活の改善について」健が発0329第9号，2013

13）厚生労働省「健康日本21（第2次）の推進に関する参考資料」厚生科学審議会地域保健健康増進栄養部会次期国民健康づくり運動プラン策定専門委員会，2012

14）厚生労働省健康局「標準的な健診・保健指導プログラム【改訂版】」，2013

15）谷野浩太郎『社会保険旬報／臨時増刊「個別健康支援プログラム実施マニュアル」活用に向けて』社会保険研究所，pp.11-30，88-89，2005

16）笹谷美恵子・江田節子編者『実践事例から学ぶ　地域栄養活動論』同文書院，pp.115-120，2011

17）池田小夜子・斎藤トシ子・川野 因『サクセス管理栄養士講座　栄養教育論』第一出版，pp.86-93，2011

18）恵庭市保健福祉部保健課「第2次恵庭市食育推進計画　H25年度～H29年度」，2013（http://www.city.eniwa.hokkaido.jp/www/contents/1371608396085/）

19）恵庭市保健福祉部保健課「恵庭市健康づくり計画（後期計画）」（http://www.city.eniwa.hokkaido.jp/www/contents/1371607438916/index.html.）

20）公益社団法人　全国国民健康保険診療施設協議会『実践につながる住民参加型地域診断の手引き－地域包括ケアシステム推進に向けて－Versin2』pp37-38，2013（https://kokushinkyo.or.jp/Portals/0/Report-houkokusyo/H24/H24％E5％9C％B0％E5％9F％9F％E8％A8％BA％E6％96％AD_％E6％89％8B％E5％BC％95.pdf）

8 公衆栄養プログラムの展開

学習のポイント

❶公衆栄養プログラムが，地域概況，地域の健康問題を踏まえて策定されていること
  が理解できる
❷保健対策の分野別公衆栄養プログラムの特徴やポイントについて理解できる
❸公衆栄養プログラム事例から，公衆栄養マネジメントの枠組みや考え方を理解し，
  計画を策定できる

公衆栄養活動は，地域住民の生活の質（QOL）の向上をめざし，ヘルスプロモーションの考え方に基づいて実施されている。そして，PDCA（Plan-Do-Check-Act）サイクルの手法を活用して健康課題の解決に取り組んでいる。

「公衆栄養マネジメント」では，アセスメントに基づいて設定した目的と目標を実現するために，①公衆栄養プログラムを計画し，②業務を組み立て，③実施のためのコーディネートと方向づけを行っている。この，公衆栄養マネジメントの考え方や手順などについては，これまでの各章や演習問題を通して説明してきた。

ここでは，公衆栄養マネジメントの考え方に基づいた公衆栄養プログラムの実践事例を示す。地域には固有の健康課題が存在するほか，ライフステージによっても健康問題は異なり，そのレベルもさまざまである。そのため，本章では，「地域特性に対応したプログラムの展開」と，「地域集団の特性別プログラムの展開」に分けて事例を示す。事例では，関連法規などプログラム策定時に必要となる事項とプログラムの目的，目標，対象者，実施場所，従事者，予算などプログラム遂行に必要な基本的枠組みや実施状況を示す。いずれも，地域概況，地域の健康課題を踏まえて健康増進計画の長期目標の達成を目指し取り組まれた内容である。

プログラムを計画するとき，目的を踏まえて「なにを学ぶべきか」を中心に考えがちだが，対象者が「なにを学びたいか」「どのような場を求めているのか」を考えて，支援の方法を選択することも重要である。

1 地域特性に対応したプログラムの展開

公衆栄養活動は，保健・医療・福祉領域の課題に対し，地域に住まう人々のほかに，地理的な環境や組織・機関，社会資源などを含めて地域と捉え，その地域に着目して活動を行う。

その地域ごとにさまざまな特性や健康課題がある。地域住民のQOLの向上は，地域を眺めた上での施策の運用とたゆまぬ努力，絶えざる改善の日々の実践を通じることにより実現に近づけることができる。すなわち全国一律の政策・施策・事業では対応に限界があり，地域特性に応じた取り組みが求められる。

以下では，「健康づくり」「食育」「在宅医療・介護支援」の事例を示す。

1）健康づくり

わが国における急速な高齢化の進展および疾病構造の変化に伴い，がん，循環器疾患，糖尿病および慢性閉塞性肺疾患などの生活習慣病が増加し，対策が重要な課題となっている。生活習慣病の発症や重症化は個人の意識と行動だけでなく，

個人を取り巻く社会全体としての影響が大きい。保健・医療分野だけでなく，社会政策として包括的な健康づくりに取り組む必要がある。これらの課題を解決するため，法律や制度の改正が行われ，さまざまな健康づくり施策が推進されている。その1つに，1978（昭和53）年に開始した「第1次国民健康づくり運動」があり，10年ごとに評価見直しを行ない，2013（平成25）年からは「第4次国民健康づくり運動『健康日本21（第二次）』」を推進している。

公衆栄養活動は，集団の健康・維持・増進と疾病の予防を目的に，人の健康と栄養・食をめぐる問題を解決し，健康水準を高めるための地域社会の組織的な活動のことである。健康づくり施策においての公衆栄養活動は，栄養状態の改善を図り適切な食生活を実現するために，個人の行動変容を促し，さらにはそれを支援する食環境づくりを推進するうえで重要な役割を担っている。

1 「健康づくり」の関連法令・指針・施策

①地域保健法

都道府県と市町村の地域保健対策における役割を示し，乳幼児健康診査や妊産婦指導などの母子保健サービスや老人保健サービスの実施主体を市町村とし，住民に身近な健康づくり体制の整備が推進されている。

・**地域保健対策の推進に関する基本指針**：健康なまちづくりや国民の健康づくりの推進などについて示されている。

②健康増進法

「健康日本21」の法的基盤であり，健康づくりや疾病予防に関する各種施策を進めるために，2002（平成14）年に制定された。食事・運動・喫煙などの生活習慣の改善を通じた健康増進の概念を取り入れている。

・**健康日本21（第二次）**：2013年に開始された健康づくり運動で，個人の生活習慣の改善と個人を取り巻く社会環境の改善を通じて，5つの基本的な方向性を定めて具体的な数値目標を設定している（最終年度2023（令和5）年度に延長）。そして，生活環境，社会環境の質の向上を図り，健康寿命の延伸と健康格差の縮小を実現することを目指している。

・**食生活指針**：一般の人に向けたバランスの取れた食生活を実践するためのメッセージ群で，2000（平成12）年に厚生労働省，農林水産省，文部科学省が合同で策定した（2016（平成28）年に改訂）。健康日本21の「栄養・食生活」分野で設定された目標に向けて，具体的な実践を進めていく手立ての1つである。

・**日本人の食事摂取基準**：健康な個人または集団を対象に，健康の保持・増進，生活習慣病の発症・重症化予防を目的にエネルギーと各栄養素の摂取量の基準が示されている。

・**食事バランスガイド**：「食事摂取基準」にあった食事を実践するために，1日に何をどれだけ食べたらよいかの大まかな食事の目安をイラストで示している。

③母子保健法

母性，乳幼児の健康の保持・増進を図ることを目的としている。母子保健施策の主体は市町村で，母子健康手帳の交付や妊産婦，新生児，乳幼児の健康診査と保健指導，訪問指導などを行う（p.119「母子保健対策」参照）。

・**健やか親子21（第2次）**：「健やか親子21」は，21世紀の母子保健の主要な取組を進める国民運動計画であり，第2次は2015（平成27）年から開始されている。主な対策には，マタニティマークの活用や十代の自殺率の減少，児童虐待による死亡数の減少などがある。

・**妊娠前からはじめる妊産婦のための食生活指針**：若い世代の「やせ」が多いことから10項目の指針が示された。

④高齢者の医療の確保に関する法律

高齢期における適切な医療の確保を図るために，医療費の適正化推進のための計画作成，特定健康診査・特定保健指導の実施などにより，国民保健の向上や高齢者福祉の増進を図ることを目的としている（p.131「高齢者保健対策」参照）。

⑤がん対策基本法

2006（平成18）年にがん対策の基本的施策を定めて成立し，「**がん対策推進基本計画**」に基づきがん予防・早期発見の推進に取り組んでいる。

⑥介護保険法

社会全体で介護サービスを支えるために2000年に施行された。介護認定を受けることで，区分に応じた保険給付（サービス）を受けることができる。「地域支援事業」：市町村が主体となり，要支援・要介護とならないよう，また介護

が必要になった場合でも，住み慣れた地域の中で自立した日常生活を送ることができる支援を目的で行われる。

⑦食育基本法

国民が健全な心身を培って豊かな人間性を育むため，食育に関する施策を推進することで，健康で文化的な国民生活に寄与することを目的としている。家庭や学校・保育所，地域，取り組みをはじめ，生産者や消費者との交流，食文化の継承，食品の安全性や栄養，食生活に関する調査，研究，情報提供などについて規定している（p.114「食育」参照）。

⑧労働安全衛生法

労働災害の防止を目的として，主に労働者の健康管理に関する活動を規定している。

・**健康保持増進措置（THP）**：すべての働く人を対象とした総合的な「心とからだの健康づくり運動」で，健康測定結果に基づいて，運動，保健，栄養指導やメンタルヘルスケアを行う（p.127参照）。

⑨障害者総合支援法

身体・知的・精神障害者と障害児に難病患者も対象とした支援法として，2013年に施行された。

2 「健康づくり」の関連指標

健康増進に関する主な指標は，人口，出生数，合計特殊出生率，死因別死亡数や各種死亡率，平均寿命・健康寿命，早世死亡，医療費，特定健診受診率・特定保健指導実施率，有所見者状況などがある（p.75，表5−1参照）。

健康づくり事例「わたしの健康づくりチャレンジ30日」

事業名	わたしの健康づくりチャレンジ30日	根拠法令	健康増進法，高齢者の医療の確保に関する法律，介護保険法，労働安全衛生法
実施主体	市食育・健康づくり委員会	協力機関	保健医療関係（保健所，市医師会，市歯科医師会，県栄養士会支部，市愛育委員会，市食生活改善推進員会，地域委員会），農林商工業関係（農村生活交流グループ，農業協同組合，農業経営者クラブ），教育委員会，健康福祉部
目的	わたしの健康づくりを実行し，良い生活習慣の確立により，健康寿命の延伸と生活習慣病の重症化予防に取り組む		
目標	①関係機関が連携して呼びかけ，参加者数を市民人口の8%から10%を目指す ②運動を幅広く取組む人が増える		
対象者	市民（幼児から高齢者）	実施場所	家庭やこども園，学校，職場，地域ほか
内容と方法	■実施期間・回数等■ 10月・1回 ■周知方法■ ①住民に広く周知するため，関係者は集いには記入用紙を持参し，そのつど参加を働きかける。 ②事務局の市役所では，ホームページや広報誌などで活動の目的や意義を伝え，いつでもだれでも記入用紙はダウンロードできるようにしておく。 ③地域の振興局の窓口等には，近くの役所で入手できるように記入用紙を常設する。 ④9月には委員や関係者，市民に開催を再連絡し，気運を盛り上げる。 ⑤各組織ごとの連絡はLINE®などのSNSも活用し，周知の徹底に取り組む。 ■内　容■ ①幼児から高齢者までのすべての年齢層が，取り組みたい健康づくりの目標を決め，チャレンジ記入用紙に30日間記録しながら取り組む。 ②委員をはじめ関係者には，健康課題と健康づくりの必要性，とりわけ歩数の増加が重要であることを啓発する。 ③健康的に歩くための講習会やラジオ体操をはじめとした運動を取り入れるための講習会などを計画する。 ④30日記入後，委員は記入票を回収し，事務局へ提出する。 ⑤事務局は提出された記入用紙を集計して分析し，食育・健康づくり委員会にて報告し，評価後改善点を検討する。 ⑥参加賞者を食育・健康づくりの役員に抽選してもらい，関係機関と委員から手渡す。 ⑦食育・健康づくり委員会で総括し，スパイラルアップする。		
支援者（職種）	保健師，管理栄養士，事務職	予算（項目）	賃金，需用費，役務費，委託料，使用料及び賃借料
実施状況と結果	①目標値は提示したがノルマは課さなかったものの創意工夫により，前年度を上回る参加数となった。 ②食育，健康づくり委員の選出母体組織では，昨年以上の参加数があった。 ③地域組織では事業所へ働きかけを強化したため参加数が増加し，青壮年期の健康づくりに寄与できた。 ④参加数が伸びて10.1%となり，人口の10%の目標を達成できた。 ⑤地域の良い所を訪ねるウオーキングや小学生との通学路ウオーキング，30日間でなく60日間取り組むなど，地域独自の活動に広がった。 ⑥スポーツ委員会では，ゴミ拾いと兼ねたウオーキングが企画され，運動が幅広く取り組まれるようになった。		

3 「健康づくり」における関連機関と関係職種

健康づくりにおける関連機関には，保健所，市町村保健センター，教育委員会，医師会，歯科医師会，栄養士会，愛育委員会，食生活改善推進員会，農村生活交流グループ，JA，農業経営者クラブ，商工会などがある。また，住民が主体的に行動する健康づくりを展開するには，委員組織や地縁組織，ボランティア型行政育成組織をはじめ多様な組織の把握も必要となる（p.35，表4－3参照）。なお，関係職種には，医師，歯科医師，保健師，看護師，薬剤師，理学療法士，歯科衛生士，健康運動指導士，スポーツ指導員などがある。

【参考文献】
1）由田克士・荒井裕介『カレント改訂公衆栄養学』建帛社，p43，2020

2）「食育」

「食育」において大切なことは，国民ひとり一人が，「食」についてあらためて意識を高め，自然の恩恵や「食」にかかわる人々のさまざまな活動への感謝の念や理解を深めつつ，「食」に関して信頼できる情報に基づく適切な判断を行う能力を身につけることである。人々が，心身の健康を増進する健全な食生活を実践できるよう，家庭，保育所，学校，地域などを中心に，国民運動として「食育」の推進に取り組んでいくことが，わたしたちに課せられている課題である。

その一方で，「食育」に関心を持っていない人々が相当の割合を占めている現実がある。そのためには，「食育」にかかわる関係者が共通認識を持ち，一体となって国民に強く訴えかけていくことが重要となり，男女共同参画の視点も踏まえた全国的な「食育」推進運動が展開されるよう，適切な取組を行う視点を持っていくことが求められる。

1 「食育」の関係法令・指針・施策

①食育基本法

「食育基本法」では，農林水産省に設置される食育推進会議が食育推進基本計画を作成することが定められている（第26条第2項1号）。

「食育」の推進に関しては，当初は内閣府が基本的な施策に関する企画，立案，総合調整の事務を担ってたが，2016（平成28）年度より農林水産省に移管され，食品安全委員会，消費者庁，文部科学省，厚生労働省などの関係各省庁との連携を図り，国として一体的に「食育」の推進に取り組んでいる。2021（令和3）年3月には，過去5年間の食育に関する取組の成果と課題を踏まえ，「第4次食育推進基本計画」が決定され，新たな計画が推進されている。

②第4次食育推進基本計画（2021（令和3）年～2025（令和7）年）

第4次食育推進基本計画では，食育に関する基本的な方針として，つぎの3つの重点事項を柱に，食生活が自然の恩恵の上に成り立つことを意識し，食の循環が環境へ与える影響に配慮したSDGsの考え方を踏まえ，食育を総合的かつ計画的に推進することが記載されている。

重点事項1：生涯を通じた心身の健康を支える食育の推進

重点事項2：持続可能な食を支える食育の推進

重点事項3：「新たな日常」やデジタル化に対応した食育の推進

また第3次食育推進基本計画の総括から，日本固有の食文化の喪失，食塩の過剰摂取，野菜の摂取不足，朝食欠食，肥満・やせ・低栄養，食品ロスなどの問題改善のための目標値が盛り込まれている。

③新型コロナウイルス感染症の感染拡大と食育

新型コロナウイルス感染症の流行は，世界規模に拡大し，その影響は人々の生命や生活のみならず，行動・意識・価値観にまで波及した。接触機会低減のためのテレワークの増加，出張機会の減少等により，在宅時間が一時的に増加するとともに，外出の自粛等により飲食業が甚大な影響を受けるなど，我が国の農林水産業や食品産業にもさまざまな影響を及ぼしている。また，在宅時間や家族で食を考える機会が増えることで，食を見つめ直す契機ともなっており，家庭での食育の重要性が高まるといった側面も有している。

② 「食育」の関連指標

食育に関する意識調査は，農林水産省から「食育に関する意識調査報告書」が公表されている。また全国の栄養摂取状況は，厚生労働省の「国民健康・栄養調査」で把握できる。

③ 「食育」における関係機関と関係職種

「食育」における関連機関および関係職種としては，市町村保健センター，保健所，食生活改善推進員，農林漁業の関係者，市町村産業部門，福祉部門，教育委員会，医療・保健関係者，食品の製造・加工業者などがある。また国民運動として推進していくには，国，地方公共団体とともに，学校，保育所，農林漁業者，食品関連事業者，ボランティアなどのさまざまな立場の関係者との緊密な連携・協力が極めて重要となる。さらに，第4次食育推進基本計画では，ICT（情報通信技術）や社会のデジタル化の進展を踏まえ，デジタルツールやインターネットも積極的に活用していくことが追加されている。

以下に「食育」推進のための施策の事例を示す。

食育事例「親子で楽しい！朝食チャレンジ」

事業名	親子で楽しい！朝食チャレンジ	根拠法令	食育基本法
実施主体	市健康推進課・教育委員会	協力機関	小学校・食生活改善推進員・食育コーディネーター
目的	生活リズムを整え，活気のある楽しい食生活の実践を図る		
目標	①毎日おいしく朝ごはんを食べる ②朝，すっきり目覚める ③親子で台所に立ち，献立を考えられるようになる		
対象者	小学生と保護者	実施場所	市の保健センター
内容と方法	実施期間・回数：夏休み　2回 周知方法：①教育委員会・小学校の協力を得て，保護者にお便りを渡してもらう 　　　　　②保健センター内でのポスター掲示 　　　　　③市の広報誌やSNSによる情報提供 内容：講話…「朝ごはんの大切さについて」（担当：管理栄養士） 　　　レシピ紹介・実習「親子クッキング」（担当：食生活改善推進員・食育コーディネーター）		
支援者（職種）	管理栄養士，栄養士，保健師，栄養教諭，養護教諭，食生活改善推進員，食育コーディネーター	予算（項目）	需用費：消耗品費 　　　　（レシピ用紙代，印刷代，食材料費） 役務費：通信費
実施状況と結果	教室の終わりに，理解度，また間食や夜食などの朝食の摂取に影響する食事の摂取についてのアンケートを行った。参加者は楽しそうに取り組んでいたし，理解度も確認できた。終了後のアンケートでは，定期的にこのような教室を開催してほしいという要望も出された。子どもたちも飽きることなく，役割分担をこなしていた。その後，自宅でも朝ごはんを作るようになったか，栄養教諭をとおして確認してもらった。また，新型コロナウィルス感染症の影響で，調理実習の実施が難しい場合は，朝食メニューの「デモンストレーションと試食」に切り替えるように企画した。		

3) 在宅医療・介護支援

地域における公衆栄養活動では，地域で生活する人々の健康の維持・増進に対する支援のほかに，疾患や障害を持ちながら療養する人々への支援も展開されている。

高齢化と医療技術の進歩により，疾病や障害を持ちながら地域で生活する人々が増加する傾向にある。さらに，国の医療費抑制のための政策により，急性期病院の入院期間が短縮され，転院が困難な患者や医療依存度の高い療養者の自宅療養への移行も増えている。また，多くの人々は「人生の晩年を自分らしく過ごしたい」と考え，住み慣れた家での療養を望む人が増えている。そのように望む療養者や家族のQOLの向上を支えるために在宅医療が推進されている。

このように，地域における公衆栄養活動を取り巻く状況の変化は大きく，従来の保健所や市町村保健センターを中心とした管理栄養士の活動だけではなく，医療・介護・福祉分野においても管理栄養士による活動が重要となってきている。行政栄養士は，地域の状況やニーズに応じた栄養・食生活支援の体制の確保と地域栄養ケア等の拠点の整備などの重要な役割を担っている。

1 在宅医療・介護支援の関連法令・指針・施策

在宅医療・介護支援に関連する法令には，「介護保険制度」「医療制度」などがある。

①介護保険制度

・居宅療養管理指導・介護予防居宅療養管理指導

要介護1から5の利用者に対して居宅療養管理指導，要支援1から2の利用者に対して介護予防居宅療養管理指導が利用できる（表8-1）。このサービスは利用限度額区分の枠外のサービスで自己負担は1割である。

・介護予防・日常生活支援総合事業

要支援者と基本チェックリストにより虚弱高齢者と判断された者が利用できる。各市町村が主体となり，訪問型サービスC（短期集中予防サービス）として訪問栄養指導が実施される。

上記のほかに任意事業として，家族介護支援事業，栄養改善を目的とした配食サービスなどがある。

なお，費用負担については，市町村が設定する。

②医療保険制度

医師の指示により，在宅患者訪問栄養食事指導として利用できる（表8-1）。

2 在宅医療・介護支援の関連指標

在宅医療・介護支援についての指標としては，「国民医療費の概況」「国民生活基礎調査」などがある。

表8-1 訪問栄養食事指導の種類

	居宅療養管理指導	在宅患者訪問栄養食事指導
根拠法令等	介護保険法	医療保険制度
実施機関	居宅療養管理指導事業所	医療機関
管理栄養士の所属等	指定居宅療養事業所または介護保険施設	指示する医師と同一機関
	栄養ケアステーション（日本栄養士会・都道府県栄養士会）または他の医療機関	
医師の指示	栄養ケア計画に基づいた指示	少なくともエネルギー・エネルギー構成，たんぱく質，脂質量等についての具体的な指示
対象	通院または通所が困難な利用者で次の①または②に該当する者	医師が特別食を提供する必要を認めた者で次の①または②に該当する者
	①医師が特別食を提供する必要を認めた場合	①在宅で療養を行っている通院が困難な患者
	②低栄養状態であると医師が判断した場合	②居住系施設入居者等である通院が困難な患者
指導対象	患者または家族など	患者または家族など
実施内容	関連職種と共同で栄養ケア課企画を作成し交付	食品構成に基づく食事計画または具体的な献立を示した食事指導せんの交付
	情報提供，指導または助言を30分以上	具体的な献立によって，調理を介して実技を伴う指導を30分以上
	栄養ケア・マネジメントの手順に沿って栄養状態のモニタリングと計画	
対象食	腎臓病食，肝臓病食，糖尿病食，胃潰瘍食，貧血食，膵臓食，脂質異常症食，痛風食，心臓疾患などに対する減塩食，特別な場合の検査食（潜血食，大腸X線検査・大腸内視鏡検査のために特に残渣の少ない調理済み食品を使用した場合），十二指腸潰瘍に対する潰瘍食，クローン病および潰瘍性大腸炎による腸管機能低下に対する低残渣食，高度肥満（肥満度が＋40％以上またはBMIが30以上）食，高血圧に関する減塩食（食塩6g以下）	
	経管栄養のための流動食，嚥下困難者（そのために摂食不良となった者も含む）のための流動食，低栄養状態に対する食事	フェニールケトン尿症食，楓糖尿病（メープルシロップ尿症）食，ホモシスチン尿症食，ガラクトース血症食，尿素サイクル異常症食，メチルマロン酸血症食，プロピオン酸血症食，極長鎖アシル-CoA脱水素酵素欠損症食，糖原病食治療乳，無菌食 / がん，摂食・嚥下機能低下，低栄養
給付限度	月2回	月2回

資料）「平成26年度老人保健事業推進費等補助金 老人保健健康増進等事業 管理栄養士による在宅高齢者の栄養管理のありかたに関する調査研究事業」委員長・田中弥生
「地域における訪問栄養食事指導ガイド 管理栄養士によるコミュニティワーク」（p.7）公益社団法人日本栄養士会，2015を一部改変

③ 在宅医療・介護支援における関連機関と関連職種

　在宅医療・介護支援における関連機関および関係職種には，市町村保健センター，保健所，地域の医療機関，地域包括支援センター，居宅介護支援事業所（ケアマネージャー），介護保険サービス事業所，社会福祉協議会，栄養ケアステーションなどがある。

　なお，すべての保健医療機関が「在宅患者訪問栄養食事指導」を行えるわけではないので，制度の理解と地域のサービス提供状況の把握が重要である。

　以下に，在宅医療・介護支援の事例を示す。

在宅介護事例「男性介護者のつどい」

事業名	男性介護者のつどい	根拠法令	介護保険法
実施主体	S市H区保健センター 地域包括支援センター	協力機関	介護支援専門員連絡協議会
目的	家族介護者の負担の軽減を図る		
目標	介護や家事を行う上での知識や技術が身につく 互いの介護の悩みを軽減できる 介護の疲れを癒せる時間がもてる		
対象者	認知症の家族を介護している男性介護者 （認知症のご本人も一緒に参加可）	実施場所	区役所または保健センター
内容と方法	実施期間・回数　年2回 周知方法 ・区ホームページへの掲載 ・通信への掲載（ケアマネジャーからの手渡し） ・チラシの配布 内容 1回目 講　　話　「認知症の方の対応」（60分）　担当：医師 交 流 会　「わたしの介護　あなたの介護」（60分） 2回目 調理実習　「簡単・便利な時短料理」（60分）　担当：管理栄養士 交 流 会　「わたしの介護　あなたの介護」（60分）		
支援者（職種）	管理栄養士，医師，介護支援専門員，社会福祉士，保健師	予算	報償費：医師謝礼 消耗品費：用紙代，インク代，封筒代，食材費，試食用消耗品 など 通信運搬費：電話代，郵便代
実施状況と結果	○参加状況 <table><tr><td>回数</td><td>1回目</td><td>2回目</td></tr><tr><td>介護者</td><td>11</td><td>12</td></tr><tr><td>ご本人</td><td>1</td><td>2</td></tr></table> ○参加者の状況と参加者の感想など ・講話では，認知症の特性を踏まえたかかわり方のポイントについて伺い，参加者は自分の体験と重ね合わせるように聞いていた。 ・参加者より実体験に即した質問が出された。 ・調理実習は，自宅で取り組まれて数年経過しているため支障なく実習に取り組んでいた。 ・調理のポイントや工夫については，熱心に聞かれていた。 ・実習した料理は，自宅でも作りたいとの声が聞かれた。 ・参加者や家族の健康管理のために，単品料理だけでなく，組合せ例や市販品の活用を実習内容に組み込む必要性を感じた。 ・交流会では，どのグループも話が尽きることなく交流されていた。 ・参加者の共通した経験として「イライラしたり，つい大きな声が出てしまうこと」が出されていた。		

2 地域集団の特性別プログラムの展開

　人は，胎児期を経て生まれ，成長・発達し，成人となり，さらに高齢期を経て死に至る。このようなライフステージのなかで，人の身体は加齢にともなって変化し続けていく。いずれのライフステージにおいても適切な栄養摂取と充実した食生活を送ることが，健康に生活するうえで重要である。このことから，ライフステージ別の特徴を踏まえた事業の展開が求められる。

　住民に対する保健指導等の実施を規定している法規および実施主体は，ライフステージによって異なるが（表8−2），主に身近な市町村が保健福祉サービスとしてプログラムの提供を行なってきた。しかし，近年は，住民が求めるさまざまなサービスに対して多様な事業者から提供されるように変化している。地域のサービス提供の状況や提供されるサービスの質を把握し，事業の展開をすすめることも必要である。

　ここでは，「ライフステージ別プログラムの展開」の事例を示す。ライフステージ別については，自治体で取り組まれている保健対策を参考に「母子保健（妊娠期・授乳期，新生児期，乳幼児期)」，「学校保健（成長期・思春期)」「成人保健」「高齢者保健」「生活習慣病（ハイリスク集団)」の5対策について取り上げる。

表8−2　世代別の健康診査と検診

イベント・年齢	対象者・時期（健康診査）	実施主体	法令	
妊娠・出産	妊産婦と配偶者 （妊産婦健康診査）	市町村	母子保健法	
出生	乳幼児と保護者 （乳幼児健康診査）	市町村		
就学	小学校入学時 （就学時健診）	市町村教育委員会	学校保健法	
	幼児，児童，生徒，学生 （定期・臨時健診）	学校		
就労	労働者 （一般健康診断）	事業者	労働安全衛生法 （事業者） 就職〜退職	
40歳	40歳〜 （健康増進事業：各種がん検診など）	市町村	健康増進法	
65歳	40歳〜74歳 （特定健康診査）	医療保険者	高齢者の 医療の確保に 関する法律	介護保険法 （市町村） 65歳以上
75歳	75歳以上 （後期高齢者健康診査）	後期高齢者医療広域連合会		

MEMO

1）母子保健対策

　母子保健は，生涯を通じて健康な生活を送るための出発点であり，次世代を健やかに産み育てるための基礎となる。わが国の母子保健対策では，思春期から妊娠，出産，育児期，新生児期，乳幼児期を通じて一貫した体系のもとに，総合的に進めることを目指し，それぞれの時期にもっともふさわしいサービスが行われている（図 8 － 1）。

　母子を取り巻く社会環境の変化のなかで，思春期における健康問題，出生率の低下，育児不安を抱える親の増加，児童虐待など，新たな課題が存在している。これらの課題に関して，妊婦やその家族への，健全な生活習慣の確立や健やかに子どもを産み育てるための支援が重視されている。

　このように，幅広い母子保健ニーズには，多分野にわたる連携をはかるとともに，地域ぐるみで対応することが必要である。

1　関連法令・指針・施策

(1) 関係法令・制度
　母子保健対策に関連する法令には，「母子保健法」「次世代育成支援対策推進法」「子ども・子育て支援法」「食育基本法」「健康増進法」がある。

(2) 健やか親子21（第 2 次）
　21世紀の母子保健の取り組みの方向性を示し，関係機関・団体が一体となって推進する国民運動計画である。

　目指す姿を「すべての子どもが健やかに育つ社会」として，地域や家庭環境などの違いにかかわらず，同じ水準の母子保健サービスが受けられることを目指している。

　主要な課題として，①切れ目ない妊産婦・乳幼児への保健対策，②学童期・思春期から成人期に向けた保健対策，③子どもの健やかな成長を見守り育む地域づくり，の 3 つの基盤課題と，①育てにくさを感じる親に寄り添う支援，②妊娠期からの児童虐待防止対策，の 2 つの重点課題が示され，52項目の目標が設定されている。

　計画期間は，2015（平成27）～2024（令和 6 ）年度までの10年間。

(3) 子ども・子育て支援事業
　子ども・子育て支援法に基づき，都道府県と市町村は「子ども・子育て支援事業計画（計画期間 5 年間）」の作成が義務づけられている。市町村は，「市町村子ども・子育て支援事業計画」に従い，地域の実情に応じた事業を実施する。支援事業としては，地域子育て支援拠点事業，乳児家庭全戸訪問事業，養育支援訪問事業などがある。

(4) 第 4 次食育推進基本計画
　食育基本法に基づき，食育に関する基本的な方針として 3 つの重点事項と食育推進の16の目標と24の目標値を示している。計画期間は2021（令和 3 ）～2025（令和 7 ）年度までの 5 年間である（p.114「食育」参照）。

(5) 21世紀における国民健康づくり運動（健康日本21〈第二次〉）
　健康増進法に基づき，国民の健康の増進の総合的な推進を図るための基本的な方針を示している。

　次世代の健康づくりの目標として，①子どもの健やかな発達と②子どもの健やかな生活習慣が示され，「健やか親子21」の取り組みと協働して健康を育むことが望まれている（p.112「健康づくり」参照）。

2　母子の健康関連指標

(1) 乳児死亡率
　生後 1 年未満の死亡を乳児死亡といい，出生千対で乳児死亡率が示される。母体の健康状態や養育条件などの影響を受けるため，地域の衛生状態，経済，教育状態を含む社会状態を反映すると考えられている。

(2) 周産期死亡率
　妊娠22週以後の死産と，生後 1 週未満の早期新生児死亡をあわせたものを周産期死亡といい，妊娠22週以後の死産数を加えた出生千対で周産期死亡率が示される。母体と胎児の健康状態を反映する指標である。

(3) 合計特殊出生率

ひとりの女性が生涯に産む子どもの数の平均値である。この合計特殊出生率が2.08を割ると，総人口が減少に向かう。

(4) 低出生体重児出生率

出生時の体重が2,500 g 未満の乳児の出生割合である。出生千対で率が示され，母子保健の水準を表す指標と考えられる。低出生体重児出生の原因として，妊娠中の栄養摂取の問題，喫煙などが関係すると考えられている。

(5) 身体発育の状況

全国の状況は，乳幼児身体発育調査の結果から把握できる。地域の状況は，乳幼児健診で得られる身体発育状況のデータの集計・解析を行ったうえで，集団の年次推移の評価を行うことで把握できる。

(6) 栄養摂取の状況

全国の状況は，乳幼児栄養調査の結果から把握できる。地域の状況は，乳幼児健診の問診票などに栄養摂取に関する質問項目を組み込み，集計・解析を行うことで把握できる。

3 地域の社会資源

母子保健対策を支える社会資源として，市町村保健センター，保健所，子育て世代包括支援センター，幼稚園，保育所，民生・児童委員，児童福祉施設，育児サークル，児童家庭支援センター，地域子育て支援センター，ファミリーサポートセンターなどがある（図8－1）。

4 事業計画策定に関連した事項

「乳幼児栄養調査」（2015（平成27）年度）の結果では，離乳食について困ったこととして，「作るのが負担，大変」「もぐもぐ，かみかみが少ない」「食べる量が少ない」と回答した者の割合が上位であった。保護者の約75％は，離乳食について何らかの困りごとを抱えている。

2歳以上の保護者が子どもの食事で困っていることとして，2歳～3歳未満では「遊び食べをする」，3歳～6歳では「食べる時間がかかる」と回答した者の割合が最も高く，約8割の保護者が子どもの食事に困りごとを抱えている。

また，2021（令和3）年に「妊産婦のための食生活指針」を改定し，10項目からなる「妊娠前からはじまる妊産婦のための食生活指針」を発表している。妊産婦を取り巻く社会状況の変化を踏まえ，妊娠，出産，授乳には妊娠前からの健康なからだづくりや適切な食習慣の形成が重要との判断によるもので，なかでも低出生体重児の予防に重点が置かれている。

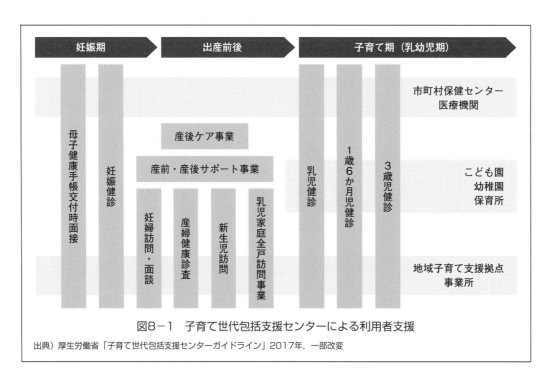

図8－1　子育て世代包括支援センターによる利用者支援

出典）厚生労働省「子育て世代包括支援センターガイドライン」2017年，一部改変

母 子 保 健 対 策

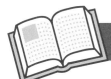

公衆栄養プログラムの展開

 ### 地域の概況

①**人口静態統計**：総人口68,974人　世帯数28,846世帯

　　　　　　　年齢3区分別人口　　[0〜14歳] 9,132人（13.1%）　　[15〜64歳] 42,897人（61.5%）

　　　　　　　[65歳以上] 17,465人（25.1%）

②**人口動態統計（人口千対）**：死亡率9.5　出生率7.0

③**産業別就業者数・割合**：[第一次産業] 1,212人（3.8%）[第二次産業] 6,550人（20.7%）

　　　　　　　　　　　　[第三次産業] 22,605人（71.4%）

④**気候条件**：四季の移り変わりは鮮明で，年間平均気温は7℃から8℃で，内陸型の気候である。冬季の冷え込みは厳しく，冬の晴れた日には−20℃以下になることもある。一方，夏は比較的冷涼な気候である。年総降水量はおおよそ1200 mmで梅雨はなく，最深積雪は100 cmである。

事業開始の背景（健康課題）

　出生率は，平成19年の9.0をピークに下降傾向に推移している。県内では高い割合となっているが，全国平均よりは低くい。

　合計特殊出生率は，近年は1.3で横ばいに推移し，初産妊婦が約50％を占める。

　全出生中の低出生体重児の割合は年次によりばらつきがみられるが10％前後で，全国・県より高割合を示している。

　子育て世代の県外からの転入者が多く，知人が身近にいない状況で子育てを行っている。

　成人の食生活では，「主食・主菜・副菜を組み合わせた食事をほぼ毎日食べている人」の割合は37.4％と全国の57.7％と比べ低く，「野菜摂取が350 gを超える者」は22％である。死因の第2位が心疾患で死亡総数の約20％である。

 ### 健康増進計画等の関連目標

健康づくり計画

・やせ傾向にある子どもの割合の減少

・肥満傾向にある子どもの割合の減少

・乳幼児・学童期でう蝕のない者の増加

食育推進計画

・1日350 g以上の野菜を摂取している人の増加

・食事を味わってよく噛んで食べる人の増加

子ども・子育て支援事業計画

・親と子のからだとこころの健康づくり

母子保健対策のケース

事業名	育児教室	根拠法令	母子保健法，食育基本法
実施主体	E市	協力機関	

目　的	①子どもの健やかな発育と発達を図る。 ②子どもの成長・発達に合わせた適切な食習慣と生活習慣の確立を図る。 ③保護者の育児不安や悩みの軽減を図る。
目　標	①子どもの発育・発達に適した栄養・生活・歯科に関する知識が深まり実践できる。 ②同じ月齢の子どもを養育する保護者同士が，情報や悩みを共有できる。

対象者	・生後6〜7ヵ月の第1子のいる保護者 ・第2子以降の参加希望者	実施場所	保健センター

内容と方法	■ 実施期間・回数等 ■ 年6回 ■ 周知方法 ■ ①第1子を養育中の保護者には個別通知 ②健康カレンダーへの掲載 ③市ホームページへの掲載 ■ 内容（実施予定時間2時間）■ ・身体計測　担当：保健師 ・講話「栄養と健康について」（15分）　担当：小児科医師 ・講話「歯の手入れと口の発達について」（20分）　担当：歯科衛生士 ・講話とデモンストレーション「離乳中期の離乳食進め方」（30分）　担当：管理栄養士 ・グループ交流（15分） ・個別相談（希望者）　担当：医師・管理栄養士・保健師・歯科衛生士 ■ 事後フォロー ■ ・継続支援が必要な場合は，すくすく相談（月1回開催）および電話相談で対応する。

支援者(職種)	管理栄養士，小児科医師，保健師，歯科衛生士	予算(項目)	報償費：医師謝礼 消耗品費：用紙代，インク代，封筒代，食材費，試食用消耗品 など 通信運搬費：電話代，郵便代

実施状況と結果	○参加数の経年推移

○参加数の経年推移

年度	2015	2016	2017	2018	2019
開催回数	6	6	6	6	5
対象数（世帯）	216	195	212	197	188
参加数（親子・組）	101	87	87	101	79
参加率（%）	46.8	44.6	41.0	51.3	42.0

○参加者の状況と参加者の感想など
・講話中心であるが参加者は熱心に聞いていた。
・医師の講話で，誤飲・誤食による窒息時の対処法の実演を組み込んだ。参加者は，実演を参考に実際に行う姿が見られた。
・グループ交流では，会話に多少時間が必要であったがスタッフの声かけなどにより，後半は会話が弾んでいた。
・3か月健診で離乳食について指導を受けているが，形状や味付けなどについて具体的に理解できたとの感想が多かった。
・個別相談を希望する保護者が多く，個別の悩みを解消できた。
・教室後のサポート方法を示したが，電話およびすくすく相談で参加者からの相談はなかった。

2) 学校保健対策（成長期）

　学校保健対策とは，国民の健康の保持増進を図るため，国や地方公共団体が学校生活を対象として行う公の活動を指している。このことから，学校保健対策は，学校保健と学校安全，学校体育，学校給食などから構成されることになり，対象は幼稚園から大学に至るまでの教育機関とそこで学ぶ幼児，児童，生徒，学生および教職員が対象となる。なお，学校保健の詳細は，第3章「3節教育機関」の「②学校保健」（p.22）を参照する。

　近年，児童・生徒が抱える健康問題が複雑・多様化していることと，ライフスタイルや家庭，および社会状況の変化により，多様な機関と職種，住民による連携・協働が重要となっている。

1 関連法令・指針・施策

(1) 学校教育法

　学校における保健学習，安全学習は，「学校教育法」の教育基準に基づき行われている。学校とは，幼稚園，小学校，中学校，義務教育学校，高等学校，中等教育学校，特別支援学校，大学，高等専門学校を指す。

①**学習指導要領**：文部科学省は，全国のどの地域おいても一定の水準の教育を受けられようにするために，「学校教育法」に基づき，各学校で教育課程を編成する際の基準を定めた。小学校，中学校，高等学校ごとに，それぞれの教科等の大まかな教育内容が定められている。

②**食に関する指導の手引き**：学校における食に関する指導を行う際の参考となるよう，2018（平成30）年度には，学習指導要領の改訂や社会の大きな変化に伴う子どもの食を取り巻く状況の変化等を踏まえ，食に関する指導を行う教職員向けの指導書である「食に関する指導の手引き」を改訂した。

　学校給食を活用した食育の推進等についての周知を図るとともに，学校栄養職員を栄養教諭へ移行するなど栄養教諭のさらなる配置を促している。

(2) 学校給食法

　学校給食は，「学校給食法」に基づき，学校教育活動の一環として実施される。2005（平成17）年より食に関する指導や学校給食の管理を行う栄養教諭制度が創設された。

①**学校における食育の推進**：2008（平成20）年6月に「学校給食法」の改正が行われ，「学校における食育の推進」が明確に位置づけられるとともに，栄養教諭が学校給食を活用した食に関する実践的な指導を行うこと，校長が食に関する指導の全体的な計画の作成を行うこと，などが定められた。

②**栄養教諭の職務**：(a) 食に関する指導

　　　　　　　　　　 ⅰ. 児童生徒への個別指導（肥満，偏食，食物アレルギーなど）

　　　　　　　　　　 ⅱ. 集団的な食に関する指導（学級活動，教科，学校行事など）

　　　　　　　　　　 ⅲ. 他の教職員や家庭，地域との連絡・調整

　　　　　　　　　(b) 学校給食の管理

　　　　　　　　　　 ⅰ. 栄養管理（献立作成）

　　　　　　　　　　 ⅱ. 衛生管理（施設整備，調理）

　　　　　　　　　　 ⅲ. 検食（安全性，食味など）

　　　　　　　　　　 ⅳ. 物資管理ほか

(3) 学校保健安全法

　学校における児童・生徒などと職員の健康保持増進を図るため，環境衛生，健康診断，健康相談，保健指導，感染症予防などについて定めている。感染症については，学校保健安全法施行規則で第1～3種の学校感染症を定め，出席停止の期間などを規定している。

①**学校保健計画**：健康診断や環境衛生検査など学校において必要とされる保健に関する具体的な実施計画で，学校には策定・実施義務がある。養護教諭の協力のもと，保健主事が中心となり原案を作成する。

(4) 食育基本法

　国民が健全な心身を培って豊かな人間性を育むため，食育に関する施策を推進することで，健康で文化的な国民生活などに寄与することを目的としている。家庭や学校・保育所，地域の取り組みをはじめ，生産者や消費者との交流，食文化の継承，食品の安全性や栄養，食生活に関する調査，研究，情報提供などについて規定している。

　前文では，「子どもたちに対する食育は，心身の成長及び人格の形成に大きな影響を及ぼし，生涯にわたって健全な心と身体を培い豊かな人間性をはぐくんでいく基礎となるもの」と規定し，児童・生徒に対する食育を重視している。また，教育関係者の役割として，「食育の重要性を十分理解し，積極的に児童・生徒の食育の推進に関する活動に取り組むこととなるよう行われなければならない」と規定し，教育関係者の取り組みを強く期待している。

①食育推進基本計画：食育基本法に基づいて2006（平成18）年に策定され，2021（令和3）年度から2025（令和7）年度には第4次食育推進基本計画が実施されている（p.114「食育」参照）。

2 健康関連指標

(1) 学校保健統計調査

　学校における幼児，児童および生徒の発育状況ならび健康の状態を明らかにすることを目的に，毎年度行われる。

(2) 健康相談・保健指導の概要

　養護教諭，学校医などが，健康診断や日常の健康観察の結果，継続的な観察・指導を必要とする児童・生徒などを対象に行う。

(3) 健康診断の概要

　就学時，定期，臨時，職員の健康診断を行う。定期健康診断では，栄養状態，脊椎・胸郭の疾病・異常の有無，視力・聴力，眼の疾病・異常の有無，耳鼻咽頭疾患・皮膚疾患の有無，歯・口腔の疾病・異常の有無，身長・体重，結核，心臓の疾病・異常の有無，尿，そのほかの疾病・異常の有無について把握する。

(4) 学校環境衛生活動の概要

　教室の環境や飲料水等の水質，施設・設備，学校の清潔，ネズミ，衛生害虫，教室の備品管理，水泳プール，日常生活における環境衛生などに係る基準について管理する。

3 関連機関と関係職種

(1) 学校教育法規定

　学校長，副校長・教頭，主幹教諭，保健主事，養護教諭，保健教育担当，教諭，栄養教諭

(2) 学校保健安全法規定

　学校医，学校歯科医，学校薬剤師（学校三師）

(3) 学校保健委員会

　学校における健康課題を協議し，健康づくりを推進するための組織で，教育職（校長，保健主事，養護教諭，など），学校三師，保護者代表，地域の保健関係機関等代表（行政から参加），児童・生徒代表で構成。

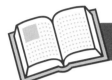

実践事例❷

学校保健対策（朝食欠食指導の実際）

公衆栄養プログラムの展開

地域の概況

①**人口静態統計**：総人口14,000人，世帯数6,000世帯，高齢化率38.8％

　　　　　　　年齢3区分別人口　［0～14歳］1,800人（11.5％）　［15～64歳］8,400人（53.5％）

　　　　　　　［65歳以上］5,500人（35.0％）

②**人口動態統計（人口千対）**：死亡率17.3，出生率6.4

③**産業別就業者数**：［第一次産業］1,183人（16.9％），［第二次産業］1,922人（27.6％），

　　　　　　　　［第三次産業］3,821人（54.8％）

④**気候条件**：中国山地ではあるが，穏やかな気象

⑤**交通機関**：公共交通機関の利便性が良くないため，ほとんどの家族が自家用車を使用し，遠隔地の生徒はスクールバスの利用が多い。

⑥**健康状況**：同町では，町民が元気で長生きをしてもらうために，「健康日本21 A町計画」を策定しており，計画を推進中である。A町では，40歳以上の町民の40.5％がBMI25以上の肥満者で，生活習慣病にかかる医療費が増大しているため，メタボリックシンドローム予防に向けての早急な改善が求められている。

事業開始の背景（健康課題）

　健康日本21（第二次）では，「次世代の健康」において，『朝，昼，夕の三食を必ず食べることに気をつけて食事をしている子どもの割合の増加』が目標項目にあげられている。また，「栄養・食生活」においては，『共食の増加（食事を1人で食べる子どもの割合の減少）』があげられている。

　本県の令和元年度における小学生から高校生を対象にした「子どもの食事アンケート」結果によると，「朝食を毎日食べる」子どもは，小学生が91.0％に対し，中学生は83.1％，高校生は78.9％で年齢が上がるにつれて減少していた。そして，朝食を食べない中学生は2.4％，高校生は4％あった。

　「朝食は誰と食べるか」については，「家族全員」か「家族の誰かと」食べる割合は，小学生が85.4％，中学生は75.5％，高校生は63.3％で，すべてにおいて6割は越えていた。

　また，朝食を食べる回数に比例して，朝食を家族の誰かと食べている割合が高く，週に朝食を食べる回数が少ないと朝食を1人で食べている割合が高くなっていた。

　近年本町では，保護者の第三次産業への就労の増加に伴い，「家族全員」か「家族の誰かと」食べる割合や共食の減少が危惧されるため，子ども自身が朝食の大切さを理解し，調理して食べる力が必要になっていると考えられる。

健康増進計画の関連目標

①「A町健康増進計画」における朝食を毎日食べている子どもの割合の増加（現状）82.2％→（目標）90％

②「第4次食育推進基本計画」における朝食を欠食する子どもの割合（現状値）4.6％→（目標）0％

実践事例　学校保健対策（成長期）のケース

事業名	中学生のヘルスサポーター	根拠法令	学校保健安全衛生法，健康増進法，母子保健法
実施主体	食生活改善推進委員会，市役所	協力機関	中学校，大学
目　的	朝食の欠食をなくして，中学校生活を充実する		
目　標	思春期の栄養の大切さを学び，朝食を毎日食べる		
対象者	中学生	実施場所	保健センター

内容と方法	■ 実施期間・回数等 ■ 期末テストが終了した12月の最初の土曜日・1回 ■ 周知方法 ■ （1）中学校と中学生への周知 ①中学校には，10月に経過報告と勧奨の依頼を兼ねてチラシを持っていく。 ②中学生には，近くの食生活改善推進員がチラシにより参加を働きかける。 （2）地域への周知 ①市役所等の窓口に置き，参加への周知をはかる。 ②ホームページや広報誌，ケーブルテレビ等などで計画の目的や意義を伝え，参加用紙はダウンロードできるようにしておく。 ■ 内　容 ■ （1）講　　話　①思春期の成長と発達，食生活の特徴を学ぼう（担当：食生活改善推進員） 　　　　　　　②朝食の大切さを知ろう（担当：食生活改善推進員） （2）ワーク　①生活をチェックして，自分の食生活をふり返ろう（担当：食生活改善推進員） 　　　　　　②大根やニンジンなどの冬野菜でクリスマスツリーを作ろう（担当：大学生） （3）調理実習　「朝食簡単クッキング」（担当：食生活改善推進員） （4）会　　食　食事をしながら，ミニゲームを行い，感想や意見を交換する。 （5）記念撮影後全員で後片付けし，中学生を見送る。

支援者（職種）	管理栄養士，中学校教員，食生活改善推進員，大学生	予算（項目）	需用費

実施状況と結果	■ 食生活改善推進員にとっての成果 ■ ①食生活改善推進員主体の事業と位置づけていたため，計画から中学校への相談と依頼，講師の選定を主体的に実施できた。 ②中学生を対象とした活動の成果から，高校生を対象とした活動への意欲を高めることができた。 ③少子化により中学生に親しむ機会が少なく，孫が近居していない委員が多い状況もあるため，中学生への指導や交流により，祖母のような思いを抱くことができて楽しかったと好評であった。 ■ 中学校にとっての成果 ■ ①参加しやすいように2学期の期末テスト終了後の最初の土曜日に，しかもクラブ活動として取り組まれたことにより，当初は数人の参加希望者であったが，最終的に24人の参加が得られた。また，クラブ担当の教員の参加により有意義な部活動と評価され，以後はクラブが順番に参加するようになった。 ②かねてより懸案の朝食欠食の保健指導をする絶好の機会となった。 ③中学生にとっては，地域のおばちゃんが先生となっての講話が興味津々のようで，真面目に聞き，家に帰って家族にも伝えることができていた。 ■ 市役所にとっての成果 ■ ①食生活改善推進員が主体的に活動する組織育成を醸成できた。 ②事業は実施できての成果であるため，事業に協力してもらえるように早めの依頼と度々の相談に取り組んだ結果，中学校との連携と協働の道を切り開くことができた。 ③大学生にとっては，公衆栄養学臨地実習終了後の開催日であったが，現場に立ち，ボランティアの活動を目の当たりに知る機会となった。一方，中学生や食生活改善推進員にとっては，身近に大学生と触れ合う機会ともなり喜ばれた。

3）成人保健対策

「健康」とは，「身体的・精神的・社会的に完全に良好な状態であり，単に虚弱や疾病が無いということではない」と，WHO（世界保健機関）で定義づけられている。つまり，「健康」は，人が充実した人生を送るために重要な条件のひとつだといえる。

このようなことから，とくに働き盛りの人たちに対する「成人保健対策」は，心身ともに健全な状態を保つために，生活習慣病の発症予防と重症化予防が基本となる。

人が健康な生活を送るうえで，もっとも基本的なことであり，重要なことのひとつとしてあげられるのが，「食生活」であろう。しかし，この食生活をめぐっては，最近，①栄養の偏り，②不規則な食事，③糖尿病などの生活習慣病の増加，④偽装食品や薬物混入などといった「食」の安全性の問題，④「食」を大切にしたり，地域の優れた食文化を守ったりする心が失われつつあることなど，多くの問題点が指摘されている。

このような状況のなかで，成人保健対策において，①「食育」の推進と，②メタボリックシンドロームの概念が導入された。

また，個（孤）食化が進み，食卓を中心とした家族の団欒が少なくなったり，運動や身体活動の不足が続き，体力や身体機能が低下することで外出の機会が減り，人との交流が少なくなったりすることで，生活習慣病はもとより，心の健康への影響も懸念されている。

心の健康の維持には，個人の資質や能力のほかに，身体状況，社会・経済状況，住居や職場の環境，対人関係など，多くの要因が影響することが考えられるが，なかでも，身体と心の状態とは，相互に深く関係し合っていることが指摘されている。

また，めまぐるしく変化する社会・経済状況や情報の氾濫，子育てや家庭環境，対人関係の複雑化などにより，ストレスを感じる機会が多くなってきている。過度のストレスは，睡眠障害を引き起こしたり，うつ病などの精神疾患の発症につながったりする場合もあるといわれている。

安定した，よりよい心の状態を保つためには，十分な睡眠や休養をとることはもとより，趣味などの余暇活動を楽しんだり，家族とのコミュニケーションの深化や地域社会への貢献活動を行ったりすることなども大切である。

1 関連法令・指針・施策

（1）関係法令

成人保健対策に関係する法令には，地域保健法，健康増進法，高齢者の医療の確保に関する法律，食育基本法，労働安全衛生法などがある。

①地域保健法

1994（平成6）年に改正された地域保健法では，都道府県と市町村の役割を見直し，住民に身近な健康づくりの体制の整備が推進されている。

②健康増進法

健康増進法では，各県の地域状況にあわせた健康増進計画の作成を義務化している。また，各市町村では，地方計画は努力義務とされている。健康日本21（第二次）では，健康寿命の延伸と健康格差の縮小，生活習慣病の発症予防と重症化予防の徹底などの基本的方向が示されている。

③高齢者の医療の確保に関する法律

高齢者の医療の確保に関する法律では，40歳から74歳の被保険者・被扶養者に対し，特定健康診査・特定保健指導が義務づけられている。

④労働安全衛生法

労働安全衛生法では，職域の労働者の健康保持増進措置を普及するため，「心とからだの健康づくりトータルヘルスプロモーション（THP）」を推奨しており，今後は，健康増進法による特定給食施設（社員食堂など）の強化と健康管理部門の連携，それぞれの有効活用により，管理栄養士が新たな役割を担うことになる。

2 健康関連指標

　肥満者の割合，運動習慣，喫煙，飲酒，野菜摂取量，朝食の欠食，夜食の増加，女性のやせなどは，厚生労働省ホームページ*，国民健康・栄養調査**，国民生活基礎調査***の結果などにより公表されている。

　また，健康寿命，メタボリックシンドロームの割合，特定健康診査・特定保健指導の実施率，生活習慣病の有病者数は，「国民衛生の動向」や各自治体の健康増進計画，ホームページで把握することができる。歯周疾患検診・骨粗鬆症検診実施率も，自治体ごとに調べることができる。

3 関連機関と関係職種

　成人保健対策における関連機関には，保健所・市町村保健センター，医師会，食生活改善推進員，地域振興課（農業・産業・商工)，JA，事業者，スーパーマーケット協会，栄養士会などがある。

　また，関係職種には，医師，歯科医師，保健師，看護師，薬剤師，理学療法士，歯科衛生士，健康運動指導士などがある。

＊厚生労働省統計一覧
https://www.mhlw.go.jp/
toukei/itiran/index.html

＊＊国民健康・栄養調査
https://www.mhlw.go.jp/
bunya/kenkou/kenkou_
eiyou_chousa.html

＊＊＊国民生活基礎調査
https://www.mhlw.go.jp/
toukei/list/20-21.html

MEMO

成人保健対策

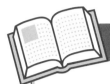

公衆栄養プログラムの展開

 ### 地域の概況

①人口静態統計：総人口18,000人，世帯数：7,200世帯

年齢3区分人口 ［0〜14歳］2,250人（12.5％）　［15〜64歳］10,050人（55.8％）

［65歳以上］5,700人（31.7％）

②人口動態統計：死亡率15.9，出生率5.9

③産業別就業者数（割合）：［第一次産業］6,550人（36.4％），［第二次産業］3,040人（16.9％），

［第三次産業］8,410人（46.7％）

④気候条件：内陸性で冬の寒さは厳しいが，積雪は少ない。日照時間が長く，晴天の日が多い。

事業開始の背景（健康課題）

　1歳6か月健診と3歳児健診で保護者を対象にアンケート調査を実施したところ「朝食を食べないことがある」との回答が20％あり，また「朝食を毎日食べている」との回答でも，種類や量に偏りがあることがわかった。昼食や夕食では，欠食はなかったが，野菜を使った料理は少ない傾向にあった。

　小・中学生とその保護者にもアンケート調査を実施し「朝食を食べないことがある」は12％で，中学校，高校になるにつれて割合は増加した。また保護者が朝ごはんを食べない傾向にあった。

　さらに「1日2回以上，主食・主菜・副菜をそろえて食べているか」の質問では，「食べている」と回答したのは，3歳児およびその保護者で47.8％，小学生およびその保護者で27.8％となった。

　この結果から，地域住民の野菜の摂取量が少ないことが考えられる。その原因としては，朝食を摂っていない（食事回数が少ない），副菜を摂らずに主食と主菜のみで食事を済ます傾向が強いことがあげられ，ビタミン，ミネラルの不足が懸念されている。

　また野菜を摂らないことで，旬の野菜にはどのような野菜があるのか，地域でどのような野菜が作られているのかがわからず，地域の伝統的な食文化が失われる傾向にある。

 ### 健康増進計画の関連目標

・朝食欠食率の低減

・主食・主菜・副菜をそろえて食べる割合の向上

・野菜摂取量の増加

・地域の食文化の保存

実践事例 成人保健対策のケース

事業名	旬のとれたて野菜のクッキング	根拠法令	食育基本法，食育推進基本計画
実施主体	健康推進課，農林課，産業振興課	協力機関	農政局，スーパーマーケット，商工会

目 的	地域の豊かな食材と季節ごとに食べられてきた食文化の伝承と促進 毎日の食事での野菜の摂取量の増加

目 標	①野菜を食べることの大切さを理解できる ②地域でとれたおいしい野菜の味を体験することにより，野菜料理を作る機会が増える ③野菜を摂取することによる生活習慣病予防効果を知る ④市民がいきいきと生活できるよう健康づくりを考える場を提供する

対象者	地域住民（20代〜70代の男女）	実施場所	地域のスーパーマーケット 道の駅

内容と方法	■ 実施期間・回数等 ■ 年4回（春・夏・秋・冬） ■ 周知方法 ■ ①市の広報誌，スーパーのチラシ・ポスター・SNS ②市役所のホームページ ■ 内 容 ■ 全体：地域でとれた季節の野菜とその健康上の特徴と，それらを利用したレシピの紹介 　　1．春　（春キャベツ，新じゃが，新たまねぎ） 　　　　　これまで学校給食で提供された野菜料理の紹介と試食 　　2．夏　（トマト，きゅうり，しその葉） 　　　　　野菜の低価格販売 　　3．秋　（小松菜，かぼちゃ，しいたけ） 　　　　　地場産品を利用した料理コンテスト 　　　　　新米試食会 　　4．冬　（大根，白菜） 　　　　　災害時における防災食や備蓄品の展示 　　　　　減塩調味料の紹介

支援者(職種)	管理栄養士，栄養士，食生活改善推進員，地域栄養士会，食育ボランティア，商工会議所，生産者，学生ボランティア	予算(項目)	需用費：消耗品費（コピー用紙代，レシピカラー印刷代，調味料含む食材料費） 役務費：通信費

実施状況と結果	【実施状況】 ・4回で，延べ700人の参加があった。延べ500枚のレシピを配布した。実施店舗は，スーパーマーケット5店舗，地元の商店街10件，関係者はあわせて100人であった。 ・食生活改善推進員が試食の担当をしてくれたので，スーパーの協力もあり，季節ごとの野菜の種類とその特徴の説明，また安全な試食の提供ができた。 ・食生活改善推進員のみならず，食育ボランティア，学生ボランティアが呼びかけてくれた。スーパーマーケットや商店街がポップや店内放送をしてくれたので，たくさんの集客ができた。夕方の時間帯（16時前後）が一番試食が混み合った。 【参加者の意見・感想】（イベント後のアンケートから） 「楽しかったので，毎年開催してほしい」「野菜の健康に対する効果について改めて考えさせられた」「ただ減塩しましょうだけでなく，調味料の展示があったのが良かった」 【総括】 ・夕方は主婦が多かったので，次回は野菜を食べる頻度が少ない若い世代にもっと働きかけられるように，曜日の設定や時間帯も考えた方がよい。 ・総合的には，健康づくりだけでなく，食品ロスなどSDGsの取り組みにも繋がり，地元紙の取材を受け，次回のPRをすることができた。

4) 高齢者保健対策

高齢者の保健事業の目的は「在宅で自立した生活がおくれる高齢者の増加」である。高齢期における健康状態は，それ以前からの生活習慣などが大きくかかわっている。そのため，壮年期からの取り組みと連続性を図ることは有効と考えられ，市町村や他の医療保険者と状況や課題を共有し協働する必要がある。また，フレイルなどの心身の衰えや多病などは，後期高齢者では顕著となり，複合的な状況となるため，個人差に応じた対応が重要となる。対象者の階層化とその階層に応じ，後期高齢者医療制度のみならず通いの場をはじめとした介護保険の地域支援事業や地域包括ケアシステムと連携し，介護予防や生活支援とともに推進することにより，元気高齢者から，フレイルのリスクがある者，病気を抱えつつも地域で暮らす在宅療養者に至るまでのすべての高齢者への健康に向けた意識づけや健康管理を支援することが求められる。

1 関連法令・指針・施策

(1) 関係法令

高齢者保健に関係する法令には，介護保険法，老人福祉法，高齢者の医療の確保に関する法律，地域における医療及び介護の総合的な確保の促進に関する法律，健康増進法がある。

また「高齢者の特性を踏まえた保健事業ガイドライン第2版」（厚生労働省）が公表されている（図8－2）。

(2) 老人福祉計画・介護保険事業（支援）計画

老人福祉法に基づく老人福祉計画と介護保険法に基づく介護保険事業計画（都道府県は介護保険事業支援計画）を一体的に策定し，整合性を図りながら連携して事業を推進している。

団塊の世代が75歳以上となる2025（令和7）年を見据え，医療，介護，予防，住まい，生活支援サービスを切れ目なく提供する「地域包括ケアシステム」の構築に向け，在宅医療・介護の連携や認知症施策の推進に取り組むことを示したものである。

計画期間は，3年を1期として継続して進められている。

(3) 医療費適正化計画（市町村では特定健診等実施計画）

高齢者の医療の確保に関する法律に基づき，高齢期における適正な医療の確保を図るため，保険者による健康診査等の

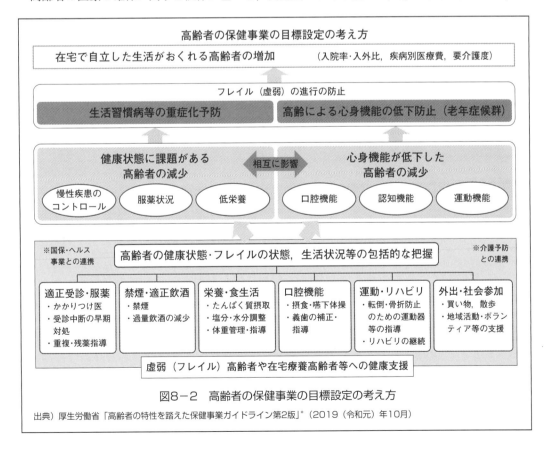

図8－2　高齢者の保健事業の目標設定の考え方

出典）厚生労働省「高齢者の特性を踏まえた保健事業ガイドライン第2版」* （2019（令和元）年10月）

＊高齢者の特性を踏まえた保健事業ガイドライン第2版
https://www.mhlw.go.jp/stf/shingi2/0000204952_00001.html

実施や後期高齢者に対する適切な医療の給付等を行うための基本的な方針を示したものである。

計画期間は，6年を1期として継続して進められている。

（4）21世紀における国民健康づくり運動（健康日本21〈第二次〉）

健康増進法に基づき，国民の健康の増進の総合的な推進を図るための基本的な方針を示したものである。

高齢者の健康づくりの目標として，健康寿命のさらなる延伸，生活の質の向上，健康格差の縮小，社会参加や社会貢献等が重要なこととされている。

（5）地域における医療及び介護の総合的な確保のための事業実施に関する計画

「地域における医療及び介護の総合的な確保の促進に関する法律」に基づき，計画を策定する。効率的かつ質の高い医療体制の構築と地域包括ケアシステムの構築により，医療と介護を総合的に確保するための基本方針を示したものである。国民が生きがいを持ち，健康で安らかな生活を営むことができる地域社会を目指す。

2 健康関連指標

（1）高齢化の推移

人口静態統計により高齢者の人数と人口割合の推移を把握できる。

（2）将来推計

国勢調査の集計結果と人口動態統計から，国立社会保障・人口問題研究所が公表している。日本の将来推計人口のほか，都道府県・市町村別など地域別の将来推計人口と世帯数将来推計を公表している。

（3）高齢者の死亡率，死因

人口動態統計から把握できる。

（4）傷病状況

全国の状況は，患者調査の結果から把握できる。地域の状況は，国民健康保険の医療統計から把握できる。

（5）要介護者の状況

認定者の数，1号被保険者に対する認定者の割合，認定の原因疾患などの状況は，介護保険事業状況報告，市町村の介護保険事業計画から把握できる。

（6）医療費（およびレセプト情報）

前期高齢者および後期高齢者の1人あたりの医療費は，国民健康保険事業年報や後期高齢者医療状況報告で把握できる。また，国保データベース（KDB）システムは，健診や医療・介護のレセプト情報を保有し，さまざまな観点から比較分析できる。

（7）食生活の状況

全国の状況は，国民健康・栄養調査の結果から把握できる（p.128参照）。地域の状況は，食事調査を実施しないと把握できないが，日常の相談・各種教室などの事業を通してどのような食べ方をしているのかを把握することはできる。

3 関連機関と関係職種

高齢者保健における関連機関および関係職種には，市町村保健センター，保健所，民生委員，老人クラブ，地域の開業医，地域包括支援センター，居宅介護支援事業所，介護保険サービス事業所，後期高齢者医療広域連合，教育委員会社会教育部門，社会福祉協議会，NPOなどがある。

4 事業計画策定に関連した事項

高齢化の進展には都市部と町村部で大きな地域差が生じるため，市町村や都道府県が，地域の自主性や主体性に基づき，地域の特性に応じた取り組みをすることが必要になる。

介護予防事業では，高齢者本人へのアプローチだけではなく，生活環境の調整や地域のなかに生きがい・役割をもって生活できるような居場所づくりなど，高齢者本人を取り巻く環境へのアプローチも必要になる。

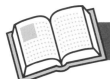

実践事例 4

高齢者保健対策

公衆栄養プログラムの展開

 地域の概況

①人口静態統計：総人口11,946人，世帯数4,815世帯

年齢3区分人口［0～14歳］1,060人（8.9%），［15～64歳］5,914人（49.5%），

［65歳以上］4,972人（41.6%），前期高齢者2,465人（20.6%），後期高齢者2,507人（21.0%）

②人口動態統計（人口千対）：死亡率　13.7，出生率　4.6

第1号被保険者数　4,972人　要介護認定者数　997人　認定率　20.1%

③産業別就業者数（割合）：［第一次産業］1,415人（11.5%），［第二次産業］3,912人（31.8%），

［第三次産業］6,976人（56.7%）

④気候条件：M県の東南端の太平洋沿岸に位置する。東西約6km，南北約12kmのほぼ長方形の形をなす。面積

は64.58km^2。気候は夏は涼しく，冬は温暖で降雪が少ない地域となっている。

⑤その他：健康寿命：男64.7歳　女67.2歳，平均寿命：男78.0歳　女86.8歳，

標準化死亡比：男138.9（県平均107.0）　女142.4（県平均111.9）

 事業開始の背景（健康課題）

　高齢化率は41.6%で，県内3番目の高齢化率。今後も高齢化率の上昇が予測され，2040年には44.4%と人口の半数近くが高齢者になる見込み。高齢者の単身世帯は12.4%（県9.1%），夫婦世帯は15.6%（県8.1%）と県平均に比べ高い。孤食の高齢者6.8%，1か月間誰にも会わない高齢者7.9%，外出回数が減っている高齢者23.6%など安否確認や相談支援等のアウトリーチが必要。

　また後期高齢者の健診受診率が低く，標準化死亡比が高い。1人当たりの医療費は高く県内2位。介護認定率が高く，不健康な期間が長い。65歳以上のやせの割合は5%。やせの割合を減らすため，自分の適正体重を知り，適正体重を目指す必要がある。そのためには男性も基本的調理技術を身につけ，毎日の食生活に気をつけることで，生活習慣病予防・重症化予防につなげることが求められる。

・65歳以上で朝食を毎日食べている人は97.9%，野菜を毎食食べている人は70.3%

 健康増進計画等の関連目標

＜Y町健康づくり計画　元気21＞　・やせの割合の減少（65歳以上）　・糖尿病の要指導・要医療者の減少　・高血圧の要指導・要医療者の減少　＜第3期Y町食育推進計画＞　・朝食を毎日食べている人を増やす　・野菜を毎食食べている人を増やす　＜Y町高齢者保健福祉計画・第8期介護保険事業計画＞　・高齢者の保健事業と介護予防の一体的な推進　・生活習慣病予防のための保健事業の推進　・介護予防・重度化防止の推進　・生きがいと自立生活に向けた高齢者支援の推進　・高齢者の自立した日常生活の支援の充実　・高齢者の生活を支援する多様な事業の推進　＜第2期Y町データヘルス計画＞　・特定保健指導修了者の増加　・糖尿病による医療費の減少

事業名	高齢者の保健事業と介護予防の一体的事業	根拠法令	高齢者の医療の確保に関する法律
実施主体	Y町（保健福祉課）	協力機関	包括支援センター，行政区，町内医療機関など
目　的	高齢者が生きがいをもって，自立した日常生活の継続を図る。 健康の維持・介護予防のための目標を設定できる。		
目　標	・自身の健康に関心が持てる。 ・生活習慣病等の疾病の重症化を予防できる。 ・フレイル予防を意識した生活ができる。		
対象者	後期高齢者（通いの場登録会員数　126名）	実施場所	町内通いの場　5か所

内容と方法	■ 通いの場における健康教育（フレイル予防対策）■ ・健診受診勧奨とフレイル予防の健康教育を実施。毎回，講話と体操と個別相談を実施。あわせて質問票により，健康状態，フレイルリスク（運動・栄養・口腔）該当者の把握と改善割合をみる。 ・巡回回数　6か月間に3回（1か所あたり）　所要時間　1時間程度（1回あたり） 　　　1回目　講話「いつまでも元気で長生き」（担当：保健師・管理栄養士）， 　　　　　　　体操「ついでに体操」（担当：作業療法士） 　　　2回目　講話「フレイル予防」（担当：保健師・管理栄養士・歯科衛生士）， 　　　　　　　体操「筋力アップのための歩き方」（担当：作業療法士）， 　　　　　　　体組成測定（担当：保健師・看護師） 　　　3回目　講話「いつまでも健康でいるためのポイント」（担当：保健師・管理栄養士・歯科衛生士） 　　　　　　　体操「体をさびつかせないための体操」（担当：作業療法士） ・毎回，保健師，管理栄養士，作業療法士，歯科衛生士による個別相談を実施

支援者(職種)	地域活動栄養士，歯科衛生士，看護師	予算(項目)	報償費，消耗品費，教材購入費，通信費など

実施状況と結果

■ 通いの場における健康教育の実施概況 ■
・5か所で3回コース（低栄養・口腔・運動機能のそれぞれのフレイルについて）の健康教室と質問票等による該当者の把握を実施
地区別参加者の状況

地区	登録会員数	1回目	2回目	3回目	延べ参加者数
A	10	6	5	5	16
B	30	16	18	17	51
C	11	6	7	6	19
D	45	23	23	23	69
E	30	18	15	15	48
計	126	69	68	66	203

・個別フォロー内容
医療受診勧奨79人，健診受診勧奨79人，保健指導4人
・教室参加者の改善状況（フレイルに関するアンケートから）
健康状態22.6%，生活満足度18.9%，口腔機能7.5%，嚥下機能5.7%，栄養状態13.2%，歩行機能5.7%，運動習慣11.3%，認知機能5.7%，交流1.9%

A，Eはダンベル教室，B，Cは元気アップ教室，Dは老人会

■ 今後に向けて ■
・参加者のフレイル予防に対する意識づけを行うことができた。歩いて行ける場所での教室開催は参加しやすかった，との意見があったことから，今後も通いの場で，フレイル予防の各内容による教室を継続していくことが効果的であると考えられる。
・フレイルリスク（運動・栄養・口腔）の該当者の改善割合は，チェック項目のうち半分以上の改善を目指す。

5）生活習慣病対策

　DOHaD学説（Developmental Origins of Health and Disease：成人胎児起源説）では，胎児期または乳幼児期の栄養状態が生活習慣病の（遺伝）素因の形成に関与するとされているが，本書では，自分自身の生活習慣を見直し，早世や障害を予防する時期でもある成人期を対象とした対策を示す。

　多くの人びとは，それぞれの人生の段階で，質の高い生活を楽しむこと，満足した生涯を送ることを望んでいる。とはいえ，健康も人びとの関心事であるが，健康になることが最終ゴールではない。個々人の多様な価値観のなかで，豊かで満足できる生活を営むための重要な資源である健康を見直すという視点が必要である。さらに，管理栄養士には，対象者が代謝等のメカニズムと食事の関係を理解し，食習慣の改善をみずから選択し，行動変容につながるような支援および食環境を整備する両面が求められている。

1　関連法令・指針・施策

（1）関係法令

　生活習慣病対策に関係する法令には，健康増進法，高齢者の医療の確保に関する法律がある。

（2）21世紀における国民健康づくり運動（健康日本21〈第二次〉）

　健康増進法に基づき，国民の健康の増進の総合的な推進を図るための基本的な方針を示したものである。計画期間は，2013（平成25）～2023（令和5）年度の11年間。

①目指すべき姿

　すべての国民がともに支え合い，健やかで心豊かに生活できる，活力ある社会の実現をあげている。

②基本的な方向

　以下にあげる5分野に，53項目の目標が設定されている。

・健康寿命の延伸と健康格差の縮小

・主要な生活習慣病の発症予防と重症化予防

・社会生活を営むために必要な機能の維持および向上

・健康を支え，守るための社会環境の整備

・栄養・食生活，身体活動・運動，休養，飲酒，喫煙および歯・口腔の健康に関する生活習慣および社会環境の改善

2　健康関連指標

（1）死亡率と死因

　人口動態統計で把握できる。とくに，65歳未満の死亡（早世）の割合と死因の把握が重要である。

（2）年齢調整死亡率

　基準人口を用いて年齢構成の歪みを補正していることから，死亡の状況を時系列比較や都道府県間，市町村間で比較して見る場合に，この年齢調整死亡率を用いることが有用である。

（3）医療費

　国民健康保険の医療統計やレセプトから，生活習慣病の費用額，人数，割合などを把握できる。

（4）健康診査結果

　健診項目別の有所見者数と割合，特定健康診査の結果は，都道府県国保連合会の市町村国保における特定健診等結果状況報告書から把握できる。

（5）要介護の状況

　介護保険の統計から2号被保険者（40歳以上65歳未満で特定疾病にかかっている人）の認定数と認定の原因を把握する。

（6）食生活など生活習慣の状況

　全国の状況は，国民健康・栄養調査結果から把握できる（p.128参照）。都道府県や市町村は，健康増進計画の策定・評価にあわせて居住者の栄養調査が実施される。

3 関連機関と関係職種

　生活習慣病対策に関連する機関および職種には，市町村保健センター，保健所，医療保険者，医療機関，薬局，商工会議所，地域住民自治組織，民間企業，食生活改善推進委員，教育委員会社会教育部門，職能団体などがある。

MEMO

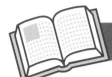

実践事例 ⑤
生活習慣病ハイリスク集団

公衆栄養プログラムの展開

 ### 地域の概況

①人口静態統計：総人口 90,000人，世帯数 42,450世帯

年齢3区分別人口［0～14歳］10,000人（11.1%）　［15～64歳］54,000人（60.0%）

［65歳以上］26,000人（28.9%）

②人口動態統計（人口千対）：死亡率 11.5，出生率 6.6

③産業別就業者数・割合：［第一次産業］4,181人（9.8%）　［第二次産業］7,921人（18.6%）

［第三次産業］29,662人（69.8%）

④気候条件：日本有数の豪雪地帯で，日本海側気候と内陸性気候の合併型の気候である。冬季は降雪量が非常に多く寒冷な気候であるが，強烈な冷え込みは少ない。夏季は緯度のわりに暑くなり，もっとも暑い時期には30℃を超える真夏日も比較的多い。温暖な気候であるが，内陸にあるため，冬の朝晩は冷え込むことが多い。

 ### 事業開始の背景（健康課題）

　生活習慣病（疑いも含む）の治療者は全受療者の約45%で，その費用は1か月の医療費の約60%を占めている。生活習慣病に占める疾病の割合は，高血圧治療者が約70%，脂質異常症治療者および糖尿病治療者が約50%となっている。虚血性心疾患と脳血管疾患の治療者は，いずれも，男性は高血圧と糖尿病，女性は高血圧と脂質異常をあわせもっている割合が高くなっている。高血圧は，脳血管疾患や虚血性心疾患など，あらゆる循環器疾患の危険因子となるため，受診勧奨を含め，重症化予防を目標に保健指導を行う必要がある。

 ### 健康増進計画等の関連目標

・高血圧症有病者の割合の減少

・メタボリックシンドローム該当者および予備群の減少

・適正体重を維持している者の増加

・適切な量と質の食事をとる者の増加（食塩摂取量の減少・野菜摂取量の増加）

・日常における歩数の増加

・成人の喫煙率の減少

ここがポイント！

　高血圧予防には減塩が重要で，日本高血圧学会は1日6g未満を推奨している。食塩と高血圧の関係はよく知られているが，食塩制限は正常血圧の人の高血圧予防にも意義が大きい。収縮期血圧が130～139mmHg，拡張期血圧が85～89mmHgは正常高値血圧とよばれ，循環器病のリスクが高く，高血圧になりやすいといわれており，食塩制限を含む高血圧に準じた生活習慣の修正が勧められている。

　糖尿病や慢性腎臓病の人は正常血圧でも循環器病や腎不全の危険性が高く，予防のための食塩制限が重要である。

実践事例　生活習慣病対策のケース

事業名	楽々たのしい高血圧予防セミナー	根拠法令	高齢者の医療の確保に関する法律, 健康増進法
実施主体	A市保健福祉部健康推進課	協力機関	市保健センター, 公共運動施設
目　的	循環器疾患予防の重要性に対する気づきと適正な生活習慣の獲得により高血圧症有病者の減少を図る		
目　標	①循環器疾患予防の重要性に気づき, 自身の健康問題と関連して考えることができる ②適切な食事管理と減塩, 適度な運動が重要であると理解できる		
対象者	A市の住民（50歳～60歳代の住民）	実施場所	市保健センター, 公共運動施設
内容と方法	■ 実施期間・回数等 ■ 市での支援：9～1月／全5回（1か月1回） ■ 周知方法 ■ 健診結果説明会・市町村広報誌・市町村ホームページ・電話による勧奨 ■ 内　容 ■ 1回目：オリエンテーション「血圧・健康生活日誌の記録と活用の方法」 　　　　講話1「血圧と血管～血圧の上がる仕組み」 　　　　　（担当：市保健センター医師, 保健師, 管理栄養士） 2回目：講話2「減塩でもおいしい食事と食品の選び方」 　　　　調理実習, グループワーク 　　　　　（担当：市保健センター管理栄養士・食生活改善推進員） 3回目：講話3「こころの休養・運動と高血圧の関係」 　　　　実技「ウォーキングロードを歩いてみよう」 　　　　　（担当：市保健センター健康運動指導士） 4回目：講話4「たばこ・飲酒と高血圧」 　　　　グループワーク 　　　　　（担当：市保健センター保健師） 5回目：講話5「減塩レシピをつくってみよう」 　　　　演習, グループワーク 　　　　　（担当：市保健センター管理栄養士・食生活改善推進員） ※個別指導（希望者）, 事前・事後で食事調査を行う ■ 事業の工夫 ■ ・教室終了後も家庭で各自が継続できるよう, 血圧・健康生活日誌を配布し, 自己モニタリングする ・とくに重症化予防の支援が必要と判断された人で欠席した人には, 電話や訪問栄養指導を実施する ・仲間づくりができるよう, グループワークを行う ・セミナーのなかで参加者が作成した減塩食レシピをレシピ集としてまとめ, 市のホームページで紹介する ・事業終了後に, 参加者アンケートを実施し, 事後評価を行う		
従事者(職種)	医師, 管理栄養士, 保健師, 健康運動指導士, 食生活改善推進員	予算(項目)	需用費：消耗品費（媒体作成費, 用紙代, インク代, 食材費）, 印刷製本費（冊子印刷代） 役務費：通信運搬費（電話代）, 保険料
実施状況と結果	・各回の参加者数と全体の参加者数, 参加者割合の推移から内容をモニタリングし, プログラムを修正した ・健診事後結果説明会のほか, 電話による参加勧奨, 市町村広報誌, ホームページを活用することで市内の広範な地域からの参加申し込みがあった ・予定回数は計画どおりにできた ・5か月間にわたっての実施だったので脱落者が数人みられた ・食生活改善推進員の協力が得られた ・グループワークで仲間づくりができ事後のサークル化につながった ・脳血管疾患や心疾患を自分の健康問題と関連づけて身近なものとして考える人の割合が, セミナー後に約30％増加した ・高血圧の改善には食塩の過剰摂取を抑えることが重要だが, 肥満の改善など生活習慣全体を見直す必要があることをすべての参加者が理解できた ・調理実習を行ったので減塩の目安と具体的な方法をすべての参加者が理解できた ・期間中に3kg以上の減量に成功した人が全体の約10％みられた ・高血圧の評価は長期的, 経年的なモニタリングが必要		

9 公衆栄養プログラムの評価

1 評価の意義と方法

　地域の公衆栄養活動は，公衆栄養マネジメントサイクル（PDCAサイクル）（第1章，図1－2参照）で展開するが，推進の方向性は「健康増進計画（基本計画)」などで示され，その活動は「事業計画」に基づいて展開される。

　いずれも事業の実施後には評価を行うが，プログラムを見直し改善することが目的である。これは最終結果について行われるだけでなく，公衆栄養マネジメントサイクルの各段階において行われる（図9－1）。さらに得られた評価結果が，次期の計画にフィードバックされていくことが重要である。なお，評価の実際は主に，経過（過程）評価，結果評価によって行われ，その種類は表9－1（p.140）のように分類することできる。

　「経過（過程）評価」は，事業の実施経過についての情報を基に行う。①盛り込まれた事業が計画どおりに進行しているか，②各教室の参加人数などからサービスは有効に利用されているか，

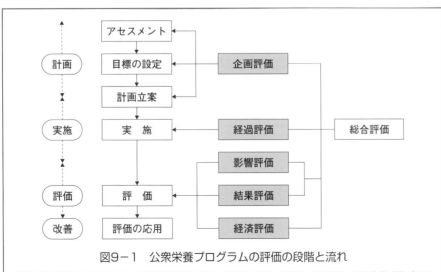

図9－1　公衆栄養プログラムの評価の段階と流れ

出典）公衆栄養マネジメント5-4「公衆栄養プログラムの計画・実施・評価」，加島浩子・森脇弘子（編）『ウエルネス公衆栄養学 2021年版』医歯薬出版，p.156

表9-1　健康増進計画と事業計画の評価の種類とポイント

経過（過程）評価（プロセス評価）	1）企画評価	アセスメント，目標設定，企画立案に関する評価 ①アセスメント：対象（地域や集団）のアセスメント，課題，原因の分析，優先順位の設定など ②目標設定：目標達成度，達成時期など ③企画立案：対象者の選定，実施方法，人材の確保，住民の参加状況，関係者，関係機関や団体と連携，費用や費やす時間など	
	2）経過（過程）評価	計画の実施にともなうプロセスの評価	
		プロセス	①－1　計画の進捗状況：計画通りに進行しているか
		ストラクチャー	①－2　人的・物的資源が有効活用されているか，予算のチェック
		アウトプット	②参加者の反応：参加数，参加率，参加者の脱落はないか，知識の向上の有無，満足度
		ストラクチャー	③スタッフの反応：改善点を意識しているか，満足しているか
			④スタッフの能力：指導者として必要な能力，調整力はあるか
			⑤社会資源の活用状況：計画された社会資源を有効に活用しているか，連携体制はとれているか
			⑥地域社会の反応：計画をどのように受け入れているか
結果評価（アウトカム評価）	3）影響評価	行動とライフスタイルの変化，それに影響を与える環境に関する評価 短期的目標の達成状況 情報収集が必要 ○評価の指標 ①対象者の知識，態度，信念，技能，行動などの変化 ②対象者の所属する組織の反応の変化 ③周囲の理解度の変化 ④社会資源の利用度の変化	
	4）結果評価	計画を推進し事業を実施した結果を評価 健康状態やQOLの改善・向上にどの程度寄与したか 中・長期的目標の達成状況 情報収集が必要 ○評価の指標 ①罹患率 ②有病率 ③死亡率 ④客観的・主観的健康度 ⑤QOL関連指標　など	
	5）経済評価	計画の優先順位や効果などを経費の面から評価 ①費用効果分析 費用を一定のルールに従って計算し，単位当たりの効果を得るために費用がどの程度異なるかを比較分析する ②費用便益分析 実施に要した費用と実行の結果もたらされた効果をともに金額で評価	
6）総合評価		各評価の相互間の関係を多面的に明らかにし，全体を評価する	

③利用者は内容やサービスに満足しているか，などが評価のポイントとなる。また，④事業にかかわったスタッフの反応はどうか，⑤社会資源は有効に機能しているか，⑥関係機関との連携はどう変化したか，などの観点からも評価する。

　「影響評価」は，事業の実施が，課題を解決するための要因にどのような影響を及ぼしたのか，短期的目標の達成状況について評価する。①参加者の意識，知識，態度，価値感や行動が変化したか，②健康的な食習慣を実践するための技術を習得できたか，③その実践において社会資源の利用度は変化したか，④生活習慣や保健行動に影響を及ぼす環境要因が改善されたか，などが評価のポイントとなる。

　「結果評価」は，計画策定の際に設定された健康問題や住民のQOL（生活の質）が改善されたかなどの中・長期的目標の達成状況を評価する。①罹患率，有病率，死亡率は改善したか，②客観的および主観的な健康度は改善したか，③QOLを評価するための指標の変化，などから評価する。

　これらの評価は，実効性，効率性，適正性，妥当性から客観的に行われることが重要となる。

　また，評価を行うためには，企画立案，計画策定の段階で，評価指標や評価デザインについて明確にしておく必要がある。計画策定の際に，可能な限り定量的な指標型の目標とすることで，

成果に対する達成率を算出して定量的な評価が可能となる。

2 健康増進計画等の評価

1 健康増進計画評価の基本

　栄養・健康づくり施策は，国においては「健康日本21（第二次）」，都道府県や市町村においては，地域特性に応じた健康増進計画により実施される。これらの計画は，課題別に指標や目標値を設定して定量的評価を行うが，これは，計画で定められた推進期間（およそ5～10年）の最終年*に行う。「評価＝目標の達成状況」となるが，設定した目標とは，計画において対象集団の変化を見たい内容であり，その変化が起こるかどうかが視点となる。

　市町村健康増進計画は，都道府県健康増進計画で示された方向性と整合性をもった形で策定する。このことにより，計画の中間評価や最終評価において，都道府県や近隣市町村の目標達成率と比較することができ，設定した目標の妥当性の検証が可能となる。また，今後取り組むべき課題にフィードバックさせることができ，目標の見直しが可能となる。

　なお，健康増進計画の評価は，おもに，表9−1の「2）経過（過程）評価」「3）影響評価」「4）結果評価」により行われる。

*中間年に評価を行う場
合もある。

2 健康増進計画推進中の評価

　健康増進計画の評価には，最終だけでなく推進の途中で行うものがあり，計画実施中にも目標の達成状況を把握し，評価を繰り返し行う。必要に応じて，以下の表9−2に示すような「健康増進計画評価のためのチェックリストの例」などを活用することで効率よく，点検することがで

表9−2　健康増進計画評価のためのチェックリストの例

点検項目	チェックの考え方
1．評価委員会を設置しましたか	評価を実施するための体制づくりが必要
2．計画の策定，推進に携わったメンバーが評価委員会に参加していますか	実態に即した評価のためには，計画や事業実施にかかわった人がメンバーになることが必要
3．評価の結果は議会に報告されましたか	評価の作業を責任もって行うため，議会に評価結果を報告することが重要
4．評価結果を広報誌やＨＰ（ホームページ）等に掲載しましたか	評価結果についても住民に広く公表し，住民参加を促進することが大切
5．評価結果のダイジェスト版を住民に配布しましたか	住民への周知と理解の促進を図ることが大切
6．講演会等の機会を利用して，住民に評価結果を説明しましたか	住民への結果説明を積極的に行い，理解されていることが大切
7．成果目標評価は，目標値に対する達成度を用いてなされましたか	目標に対してどの程度達成されたかという達成度を算出することで行う
8．成果目標の評価だけでなく，プロセス評価や構造評価**を行いましたか	各段階（経過・影響・結果・経済等）評価により，実施することが必要
9．計画を次の計画策定にフィードバックさせましたか	目標が達成されたかどうかで終わるのではなく，課題や問題点を明らかにし，より効果的な事業継続を図る
10．健康づくり施策に対する住民参加は促進されましたか	健康づくり施策への住民の参加が促進されること自体が評価のポイントとなる
11．ヘルスプロモーションは強化されましたか	多くの政策にヘルスプロモーションの視点が取り入れられることが評価のポイントとなる
12．単独の自治体だけの評価ではなく，複数の自治体で重層的な評価を行いましたか	都道府県の指標達成率，市町村の成果目標や手段目標の事業成果を広域的に評価し，その普及を図る必要がある

資料）厚生労働省「地域における健康日本21実践の手引き」健康体力づくり事業財団より一部改変

**構造（ストラクチャー）
評価
保健事業を実施するための仕組みや体制を評価するもので，これには，保健指導に従事する職員の体制，予算，施設設備の状況などがある。

きる。

3 健康増進計画の評価のための情報収集

　健康増進計画の評価は，計画の目標および指標に対する達成度により行う。データは，計画策定時と同様の手法を用いて収集することが基本となる。この際，都道府県や国と比較することを前提とする場合には，原則として都道府県や国と同様の調査方法を採用する必要がある。

　集められたデータは，計画の進行状況の管理に活用されるが，それには，①計画推進の初年度から毎年収集してデータを累積する方法と，②一定期間の推進ののちに定期的に調査して収集する方法とがある。

　たとえば，特定健康診査・特定保健指導や乳幼児健康診査結果などから得られるデータは，毎年把握して累積することが可能である。一方，大規模調査が必要な場合や栄養摂取状況調査，身体状況調査，生活習慣に関する意識調査など，住民の負担が大きいと考えられる調査は，一定期間ののちに実施する場合がある。また，表5－1（p.75）の既存資料などの活用や，定量的な評価データだけでなく，物的資源や関係者，関係機関・団体などの人的資源の活用や，協力・連携が有効に行われているかなどの観点からも，計画の進捗状況を把握する。指標ごとに，①データの入手先はどこか，②評価はいつの時点のデータで行うか，③どのような方法で収集するかなど，計画的に管理する必要がある（表9－3）。

4 健康増進計画の評価のための集計法

　得られたデータは，結果を科学的に検証したうえで扱うことが必要であるため，計画策定時に得たベースラインデータなどとの間で統計的な処理を行い，比較することになる。データの分析後は，表9－4の「指標の評価方法の例」のように，指標別に資料化して評価の検討を行う。

　数量化して表すこと（定量評価）が困難な指標については，計画の進捗状況を確認するために，自治体，団体や関係組織の事業の開催状況，事業への住民の参加状況などをモニタリングして評価に活用するとともに，問題点があれば修正や改善を行う。

表9－3　健康増進計画評価予定表の例

A市健康増進計画　評価予定表（中間評価・最終評価）

領域	目　標	指　標	評価指標のデータ把握	データ集約方法と時期
栄養・食生活	栄養の適正摂取により，生活習慣病に影響するメタボリック症候群などを減少させます。	肥満の者の割合を○%から○%に減少させる	①地域保健健康増進事業報告 ②特定健診データ ③○○年度市民生活習慣に関するアンケート調査	①②毎年集計して把握する。 　地区単位で集計，A市の傾向を分析する。 ③□□年度から，定期的に調査する。 ・把握項目：身長，体重，年齢，性別
		20歳代の女性のやせの者の割合を○%から○%に減少させる	①○○年度市民生活習慣に関するアンケート調査 ②市内の全女子大学生の身体測定 ③市内の事業所に従事する20歳代女性の身体状況調査	①□□年度から，定期的に把握する。 ②各大学へデータ提供の協力依頼 ③市内の事業所に職場健診時データ提供の依頼 　□□年度から，定期的に把握する。 ・把握項目：BMI，年齢
		野菜の摂取量を今より50 g増やす	①○○年度市民健康・栄養実態調査	①□□年度から，定期的に食事調査する。 ・把握項目：野菜の摂取量

表9-4　指標の評価方法の例

指標：肥満者の割合を5％減少させる。
目標値：30％以下

年　次	ベースライン時 平成○○年	中間評価時 平成○○年	最終評価時 令和○○年
調査名	特定健診データ	特定健診データ	特定健診データ
調査人数	917	852	674
割　合	35.0%	36.5%	36.8%
標準誤差	1.6%	1.7%	1.9%
ベースライン時との差	−	1.5%	1.8%
標準誤差		2.3%	2.5%
片側P値（vs.ベースライン時）	−	0.259	0.234

（1）直近実績値に係るデータ分析
　・直近実績値がベースライン値に対してどのような動きになっているか分析。

　ベースラインより1.8%増加しているが，中間～最終での増加は鈍化で変化なし（P値＝0.234）

（2）データ等分析上の課題
　・調査・分析をする上での課題（調査手段，方法，分析材料等）がある場合，記載。

　・前回調査，前々回調査と変化なし（季節変動なし）

（3）その他データ分析に係るコメント
　・年代別では，40代で悪化している。
　・年代別では，20代から30代にかけて，増加のピークがあり，それ以降の年代では横ばいで70代で減少の傾向となっている。

（4）最終評価
　・最終値が目標に向けて，改善したか，悪化したか等を簡潔に記載。

変化なし	C

（5）今後の課題および対策の抽出
　・最終評価を踏まえ，今後強化・改善等すべきポイントを簡潔に記載。

　特定健診，特定保健指導により，40代以降へのアプローチの機会は増加していると考えるが，横ばいの状態であることから，働き盛り，多忙，不規則な生活，食の偏り等，この年代特有の社会的環境要因を踏まえた支援の検討が必用である。
　・20代から30代に向けて体重を増加させないためのアプローチが必要である。

判定方法：ベースライン時の値と最終評価時の値を比較
　A．目標値に達した
　　　目標に達したように見える，かつ片側P値（vs.目標値）＜0.05
　B．目標値に達していないが，改善傾向にある
　　　改善したように見える，かつ片側P値（vs.ベースライン時）＜0.05
　C．変わらない
　　　ＡＢＤ以外
　D．悪化している
　　　悪化したように見える，かつ片側P値（vs.ベースライン時）＜0.05
　E．中間評価時に新たに設定した指標又は把握方法が異なるため評価が困難
　　　そもそも比較できない調査

資料）厚生労働省「健康日本21」最終評価報告書分野別評価シートから一部改変

5　健康増進計画の評価報告

　評価は，評価検討委員会や領域ごとにワーキンググループなどを設置し，行政機関や専門家だけでなく住民代表などの意見も取り入れ，十分な検討が必要である。「プリシード・プロシードモデル」などの手法を活用して行うことも，ひとつの方法である。その際にも，段階に応じて，「経過（過程）評価」「影響評価」「結果評価」が行われる必要がある。

　なお，評価報告書は，パブリックコメント＊などを経て，住民の意見を十分に取り入れて完成させ，広く公開されることが求められる。

＊パブリックコメント
パブリックコメントとは，国および地方公共団体などの行政機関が，命令など（政令，省令，条例ほか）を制定するときに，その案について広く国民，市民から意見や情報を募集することをいう。また，行政機関には，計画などを策定するにあたっても，その意見などを考慮することが求められている。

3 事業計画の評価

1 事業計画評価の基本

　前述したように，地域での健康づくりや栄養改善関係の事業は，健康増進計画（基本計画）で施策の方向性が示される。「事業計画」は，この基本計画を踏まえて作成される短期計画で，健康増進計画の目標達成のために行われる事業を，健康増進プログラムとして具体的に示すものである。その評価は健康づくりの審議会などで単年度ごとに行われ，全体の評価はおおよそ5年程度で行われる場合が多い。その間，管理栄養士は，健康増進プログラムが計画に沿って的確に遂行できるように経年的に進行管理する必要がある。そのためにも，目標や指標と関係者の役割，事業の実施の有無などが一覧できる様式があると，やり残しなどを防ぐことができ，計画的に管理できる（表9－5）。

2 事業計画の評価の視点

　事業計画に基づいて行われた事業は，健康増進計画と同様に，目標に対しての達成状況の評価が必要である。最終評価は，事業の実施による改善効果を評価する，すなわち「結果（アウトカム）評価」することになる。しかし，これらは定量的な評価を行うため，単年度では効果が出にくいもの，または効果の判断ができないものもある。そこで，問題点を明らかにして改善につなげるために，①結果にいたる経過（過程）を評価し，②事業の基盤である全体の構造（ストラク

表9−5　健康増進計画に基づく事業進行管理表の例

A市健康増進計画　　○＝実施

領域	目標	指標	策定当時ベースライン値(%)	中間評価時実績値(%)	最終評価年データ(%)	目標値	行政における取り組みの方向性	事業名	改訂版スタート平成○○年度	改訂版2年目平成○○年度	最終年令和○○年度
栄養・食生活	栄養の適正摂取により，生活習慣病に影響するメタボリック症候群などを減少させます。	肥満の者の割合					○健診受診者を増加させるための取り組み	①特定健診・特定保健指導	○	○	
		20歳以上男性	25.6	28.9		25.6%以下		②健康教育・健康相談	○	○	
		20歳以上女性	14.9	24.2		14.9%以下	○健診事後指導の徹底	③生活習慣病予防戦略事業(食生活・運動)	○		
		30〜50歳代男性	27.7	32.3		27.7%以下	○健診事後指導の徹底	④働き盛りのメタボリックシンドローム予防支援事業(食生活・運動)		○	
		40〜60歳代女性	16.7	20.9		16.7%以下	○栄養成分表示を活用できる人の増加				
		20歳代女性のやせの者の割合	23.1	18.6		10%以下	○適切な減量方法の普及	⑤栄養成分表示の促進	○	○	
								⑥食事バランスガイドの普及		○	
		野菜の摂取量を今より50g増やす	300g	292g		350g	○食育についての普及	⑦ヘルシー弁当教室		○	
								⑧食育推進活動の支援	○	○	

チャー）を評価することが重要となる。また，プログラムに要する時間や期間，回数が目標を達成するために十分であったかなどの③事業実施量（アウトプット）によっても評価が行われることがある。具体的には，以下にあげるような項目により行われる。この場合，③は「アウトプット評価」，ほかは「ストラクチャー評価」となる（p.140，表9－1を参照）。

①事業の目標達成に要した期間や回数，参加人数，事業の参加募集は適当であったか

②1回の事業に要した時間は妥当であったか

③参加者の満足度，知識の理解度は向上したか

④社会資源を有効に活用できたか

⑤ボランティアや関係機関の活用は十分できたか

⑥予算は計画的に執行できたか　　など

　これらの評価は，図9－1（p.139）に示す公衆栄養マネジメントサイクルのなかで行われるが，評価票として，表9－6のようにまとめることができる。

表9－6　事業評価ワークシートの例

			事業名	生活習慣病予防モデル事業	根拠法令		健康増進法第19条2	
事業計画			実施主体	A市	協力機関		○○株式会社，○○栄養士会，○○食生活改善推進協議会，健康運動指導士会，○○大学，○○保健所	
			目的	働き盛り世代の健康づくりに向けた意識の変容運動および食習慣に対する行動の変容				
			目標	肥満の者の割合を○%から○%に減少させる				
	内容と方法		対象者	A社社員（男性40名）				
			実施場所	A市保健センター				
			実施期間	令和○○年度○月～○月の期間中5回				
			方法	集団および個別指導				
			内容	血管年齢測定 食習慣・食品摂取頻度の調査 運動習慣調査 体重測定・健康行動目標のモニタリングと自己評価 ヘルシー弁当の試食会 運動プログラムの提供				
			支援者（職種）	○○市管理栄養士・保健師・食生活改善推進員，医師，○○市保健所管理栄養士，健康運動指導士，大学教員，A社健康管理者・保健師				
			予算（項目）	需用費：消耗品費（試食用食材費，媒体製作費，用紙代，インク代），印刷製本費，通信運搬費				

				評価指標	評価の内容			評価時期
事業評価	事業実施状況	経過（過程）評価	プロセス評価	プログラムの進捗状況	支援者が月1回実施。A社保健師が個人面談やメールで対象者と接触できている			3回目の終了時点で行う
			アウトプット評価	参加者の反応	どれくらい食べられるのか，どれくらい運動すると良いのか知りたいという参加者が増えてきた			
			ストラクチャー評価	スタッフの反応・協力	ヘルシー弁当の開発に協力的，管理栄養士以外の職種の協力が得られるようになった			
				社会資源の活用状況	公的機関だけでなく，地域の健康づくり組織や団体が協力している			
				地域の反応	地域には未周知である			
	目標の到達度	影響評価	到達内容	知識・態度・信念・技能・行動の変化	昼食の選び方に興味を持つようになった，残業中の間食をやめるようになった エレベーターを使わず階段を使うようになった			事業終了時
				周りの反応・理解度の変化	「階段を使っているね」などの声掛けが聞かれるようになった			
		結果評価	健康状態の変化		体重（3kg），エネルギー摂取量が減少した 摂取食品内容が改善した			事業終了時
			未到達内容		体力や血管年齢に大きな差は見られなかった			
	経済性	経済評価			費用対効果は算出できていない			
	総合評価				社会資源をさらに活用して地域へも普及する			
	今後の展開				内容を見直して継続する			

「経済性の評価（経済評価）」は，事業費用に対してどのくらいの効果があったかを示す方法である。その主なものに，「費用効果分析」と「費用便益分析」がある。

費用効果分析は，複数のプログラムを用いて実施した際に，費用を一定の基準に従って計算し，単位あたりの効果を得るために必要な経費がどの程度になるかをプログラムごとに評価する。たとえば，減量体重1kgあたりにかかる費用などで評価する場合をいう（図9－2）。

一方，費用便益分析は，プログラムの成果を金銭に換算して評価する。たとえば，プログラムの実施に投入した資源（費用）に対する食生活や生活習慣の改善によって削減できた医療費などで評価する（図9－3）。医療費と投入した事業費の差の関係から，プログラムを実施したことにより利益が生じた（医療経済効果がある）と証明できれば，そのプログラムをより積極的に推進することができる。

これらの事業評価結果がフィードバックされることにより，よりよい事業の改善につながる。また，その積み重ねが，健康増進計画（基本計画）の評価のデータとしても活用される。

プログラムの概要
参加者：100人
目標：プログラム参加者の体重減少
プログラム開始前に立てた目標値：プログラムコスト1万円あたり3kg以下
プログラムの実施により要した費用の総額：300万円（参加者1人あたり3万円）
参加者平均の体重の変化量：5kg

評価結果
体重1kgの減少に係る費用（効果1単位あたり費用：3万円÷5kg）が6,000円，費用1万円あたりの減少体重（費用1単位あたりの効果：5kg÷3万円）が1.7kgとなっており，プログラム開始当初に立てていた目標値を達成することができた。

図9－2　体重を用いた経済性の評価の算出例

資料）社会保険研究所「個別健康支援プログラム実施マニュアル 活用に向けて」『社会保険旬報臨時増刊号』社会保険研究所，p.91，2009

プログラムの概要
参加者：100人
目標：プログラム参加者の体重減少
プログラムの実施により要した費用の総額：300万円（参加者1人あたり3万円）
プログラム実施前年度と実施次年度の参加者全員の医療費の差額：－350万円

評価結果
プログラム実施費用よりも縮減された医療費の方が50万円上回っており，プログラムの実施により，費用1万円あたりの約1,700円の医療費を縮減することができた。

図9－3　医療費を用いた経済性の評価の算出例

資料）社会保険研究所「個別健康支援プログラム実施マニュアル 活用に向けて」『社会保険旬報臨時増刊号』社会保険研究所，p.108，2006

演　習　問　題

　第7章と本章で学んできたことをもとに，また，表9－6（p.145）を参照して，事業名を立てたうえで，「事業評価ワークシート」を作成してみましょう。

演習問題　事業評価ワークシート

事業計画	事業名			根拠法令		
	実施主体			協力機関		
	目的					
	目標					
	内容と方法	対象者				
		実施場所				
		実施期間				
		方法				
		内容				
		支援者(職種)				
		予算（項目）				

				評価指標	評価の内容	評価時期
事業評価	事業実施状況	経過（過程）評価	プロセス評価	プログラムの進捗状況		
			アウトプット評価	参加者の反応		
			ストラクチャー評価	スタッフの反応・協力		
				社会資源の活用状況		
				地域の反応		
	目標の到達度	影響評価	到達内容	知識・態度・信念・技能・行動の変化		
				周りの反応・理解度の変化		
		結果評価	未到達内容	健康状態の変化		
	経済性	経済評価				
	総合評価					
	今後の展開					

【参考文献】

1）厚生省「地域における健康日本21実践の手引き」健康体力づくり事業財団，pp.88-89，2000

2）酒井徹，由田克士 編『公衆栄養学2019年版 地域・国・地球レベルでの栄養マネジメント』医歯薬出版，p.156，2019

3）藤澤良知，原正俊 編『新公衆栄養学』第一出版，pp.189-192，2013

4）井上浩一，河野因，本田榮子 編『公衆栄養学実習』建帛社，p.31，2012

5）社会保険旬報臨時増刊号『個別健康支援プログラム実施マニュアル 活用に向けて』社会保険研究所，2006

6）厚生労働省健康局「標準的な健診・保健指導プログラム（確定版）」，p.110，2007

7）公益社団法人 全国国民健康保険診療施設協議会『実践につながる住民参加型地域診断の手引き－地域包括ケアシステムの推進に向けて－Version2』，p.43，2013

8）吉池信男 編『公衆栄養学第2版－栄養政策，地域栄養活動の理論と展開－』第一出版，p.64，2019

Index
索引

英数字

1 歳 6 か月児健康診査　32
2 号被保険者　135
3 歳児健康診査　32
6W2H　35, 103
ASEAN　72
DHEAT　57, 58
DOHaD学説　135
EMIS　59
e-Stat　74, 75
ITを活用した相談　30, 31
JDA-DAT　57, 58, 60
NPO　21, 39, 132
PDCAサイクル　2, 4, 69
QOL　1, 51, 84, 93, 140
SATシステム　31
THP　113, 127
UNICEF　72, 74
WHO　72, 127

あ

アグリゲイト　10
アセスメント　30, 34, 69, 74, 83

い

委員組織　37
医師会　21, 24, 114, 128
医療機関　16
医療費適正化計画　131
医療保険制度　116
インターネット法　78
インタビューガイド　81
インタビュー法　80
インフォーマル　26

え

影響評価　140
栄養機能食品　49
栄養強調表示　48
栄養教諭　123
栄養ケア・ステーション　24
栄養士会　24, 57
栄養成分表示　48
エンパワメント　3, 39

か

介護医療院　20, 21
介護支援　116, 117
介護認定　112
介護保険事業（支援）計画　131
介護保険施設　20
介護保険制度　116
介護保険法　6, 19, 112
介護予防　21, 131
介護療養型医療施設　20, 21
介護老人福祉施設　20
介護老人保健施設　20, 21
学習指導要領　123
家族（公衆栄養対象）　3, 5, 6
家族の現状　7
学校医　124
学校給食　22
学校給食実施状況等調査　75
学校給食法　123
学校教育施設　22
学校教育法　123
学校における保健教育及び保健管理
　22
学校保健安全法　123
学校保健対策　123
学校保健統計調査　124
活動記録　35
家庭訪問による支援　33
観察法　80
感染症　22, 62, 114, 123
がん対策基本法　112
カンファレンス　33
管理栄養士　1, 14, 16, 20, 21, 24, 33,
　55, 115

き

キーパーソン　41
企画評価　140
既存資料の活用　74
機能性表示食品　49, 50
基本計画（公衆栄養プログラム）　99
教育委員会社会教育部門　132, 136
共助　65
行政栄養士　15

行政管理栄養士・栄養士　55
居宅介護支援　20, 117, 132
居宅サービス　20

く

グループ（公衆栄養対象）　10, 37
グループインタビュー　80

け

経過（過程）評価　139, 140, 141
経済評価　140
結果評価　140
健康・栄養相談　29, 30, 31
健康格差　44, 48, 112
健康課題の特定　94
健康寿命　24, 48
健康診査後の支援　33
健康増進計画　99, 100
健康増進計画評価のためのチェックリ
　スト例　141
健康増進法　14, 16, 32, 112, 127
健康増進法施行規則　16
健康日本21（第二次）　14, 44, 72,
　112
健康の社会的決定要因　72
健康のための資源へのアクセスの改善
　と公平性の確保　44
健康保持増進措置（THP）　113, 127

こ

合計特殊出生率　120
公助　65
構造（ストラクチャー）評価　141
公民館　23, 40, 105
公用文書　36
高齢者の医療の確保に関する法律　6,
　112, 127
高齢者の特性を踏まえた保健事業ガイ
　ドライン　131
高齢者福祉施設　19
高齢者保健　15, 131
国勢調査　75
国民医療費の概況　116
国民健康・栄養調査　8, 75, 115, 128
国民健康づくり運動　112

国民生活基礎調査　7, 116
互酬性の規範　41, 42
個人情報の保護　36
子育てLINE相談　30
子ども・子育て支援事業　119
個別健康診査　32
コミュニティ　41
コミュニティ・アズ・パートナーモデル　72
コミュニティ・エンパワメント　38

さ

災害救助法　55, 56
災害時の栄養・食生活支援　54
災害対策基本法　53, 54, 55
在宅患者訪問栄養食事指導　116, 117
在宅医療　116

し

支援記録　35
事業計画　100, 103
事業にともなう健康・栄養相談　31
自計調査（自記式）　78
指示的（構造化）面接　80
自助型（当事者型）組織　37
自助型（ライフステージ型）組織　37
次世代育成支援対策推進法　119
施設サービス　20
自然災害　53
市町村管理栄養士・栄養士（行政管理栄養士・栄養士）　15
市町村保健センター　14, 32
実施計画　102
質的調査　76
児童福祉施設　17, 18
児童福祉施設の設備及び運営に関する基準　18
死亡率　135
社会環境の質の向上　48
社会教育施設　22
社会教育法　23
社会資源　11
社会調査　76
社会的弱者　16
社会福祉協議会　17
社会保障制度　16
就学時健康診断　32
集合法　78
周産期死亡率　119
集団（公衆栄養プログラム対象）　9

集団健康診査　32
集団指導　32
住民グループ　37
住民参加　39
住民ニーズ　1, 10
障害児入所施設　18
障害者総合支援法　113
将来推計　132
食育　114
食育基本法　18, 113, 114, 124
食育推進基本計画　18, 23, 92, 114, 124
食環境の整備　59, 61
食事調査　80
食事バランスガイド　44, 112
食環境整備　44
食習慣の形成　112
食生活改善推進委員　32
食生活改善推進員協議会　25
食生活指針　112
食生活など生活習慣の状況（生活習慣病対策における指標）　135
食中毒　62
食に関する指導の手引き　123
職能団体　24
食品表示制度　49
食を通じた社会参加　44
新型コロナウイルス感染症　114
身体発育の状況（母子保健指標）　120

す

数値目標　92
健やか親子21（第2次）　112, 119
ストレッサー　73
スマートミール　47, 50, 52
スマート・ライフ・プロジェクト　24

せ

生活習慣の改善　112
生活習慣病　31, 135
生活習慣病予防　15, 19
生活の質の向上　44, 48
生産年齢人口　84
精神保健　15
成人保健　15, 16, 127
セルフケア能力　1, 29
セルフヘルプ・グループ　1

そ

相互信頼　42
ソーシャル・キャピタル　3, 41
早世死亡　113
組織　10

た

大災害時に備えた栄養に配慮した食料備蓄の算出のための簡易シミュレーター　63
対象別健康相談　31
退陣保健（災害時）　57
対物保健（災害時）　57
タイムライン　59
炊き出し　57, 60, 63
他計調査（他記式）　78
他職種との連携　31
短期入所サービス（ショートステイ）　20

ち

地域　10
地域支援事業　21, 112
地域住民自治組織　136
地域住民で組織される団体　24
地域診断　3, 69
地域づくり型保健活動　71
地域で行う健康・栄養相談　31
地域における医療及び介護の総合的な確保の促進に関する法律　132
地域における行政栄養士による健康づくり及び栄養・食生活の改善の基本指針について　14, 44
地域における公衆栄養活動　1
地域の健康問題　14
地域包括ケアシステム　25, 131
地域包括支援センター　21
地域防災計画　63
地域保健法　13, 14, 112, 127
地縁組織　37
地方公共団体　10, 19, 123

つ

通所サービス　20

て

低栄養　6
定期健康診断　32
低出生体重児出生率　120
テレビ会議　30

郵送法　78
電話相談　30
電話法　78

と

統制観察　80
トータルヘルスプロモーション　127
特定給食施設　16, 17, 59, 65
特定健康診査　15, 32, 112, 118, 135
特定保健指導　6, 15, 112, 127
特定保健用食品　49
特別用途食品　48, 49
都道府県健康増進計画　141

に

日本人の食事摂取基準　80, 112
日本人の長寿を支える「健康な食事」
　の普及　50, 51
乳児院　18
乳児家庭全戸訪問事業　119
乳児期健康診査　32, 33
乳児死亡率　119
乳幼児健康診査　32, 34, 118
乳幼児健康相談　31
妊産婦健康診査　32
妊産婦健康相談　31
妊娠前からはじめる妊産婦のための食
　生活指針　112
認定こども園　18

ね

ネットワーキング　40
ネットワーク　10, 40, 41, 42
年少人口　84
年齢調整死亡率　84, 135

の

脳血管疾患　84

は

パートナーシップ　39
ハイリスク・アプローチ　5
パブリックコメント　101, 143

ひ

東日本大震災　46, 55
被災地への行政機関に従事する公衆衛
　生医師等の派遣について　55
非指示的（半構造化）面接　80
備蓄食品　58, 60, 63
非統制観察　80

避難所食事状況調査　60, 61, 62
評価　139
費用効果分析　146
費用便益分析　146
標本（サンプル）調査　76

ふ

フィードバック　139, 146
フェーズ　53
フォーカスグループインタビュー
　80
フォーマル　26
フォローアップ　30
婦人会　37
プリシード・プロシードモデル　71,
　83, 93
文書による相談　30

へ

ベースラインデータ　142
ヘルスプロモーション　3, 71, 141

ほ

保育所　18
訪問介護（ホームヘルプサービス）
　20
訪問看護ステーション　34
保健医療行政　13
保健学習　22, 123
保健管理　22
保健機能食品　48, 49
保健教育　22
保健協力委員会　37, 38
保健指導　22
保健主事　123
保健所　13, 14
母子愛育班　37
母子推進員協議会　37
母子保健　15, 119, 120
母子保健対策を支える社会資源　120
母子保健法　6, 32, 112, 119
ポピュレーション　10
ボランティア　25
ボランティア型（行政育成型）組織
　38
ボランティア型（自主型）組織　38

ま

マス　10
マスメディア　25
マトリックス　91, 102

マネジメント（災害時）　57

み

民間企業（健康増進関連）　24
民生委員　17

め

面接相談　30
面接法　78

も

目的　100
目標設定　91
目標達成期間　93
問診　33

や

薬局　136

ゆ

有所見者　113

よ

要介護の状況　132, 135
要介護・要支援　74
予算管理　106
余裕教室　105

ら

ライフステージ別健康診査　32
ライフライン　65

り

リーダー　41
リーダーシップ　41
留置法　78
量的調査　76
理論モデル　71

れ

レセプト　132, 135

ろ

老人福祉計画　131
老人福祉施設　20, 21
老人福祉法　20
労働安全衛生法　32, 113, 127
ローリングストック　65

公衆栄養学実習
〜事例から学ぶ公衆栄養プログラムの展開〜

2014年 5 月30日　第一版第 1 刷発行
2016年 8 月25日　第二版第 1 刷発行
2022年 3 月31日　第三版第 1 刷発行

編著者　手嶋哲子・田中久子
著　者　佐々木裕子・髙橋睦子・辻本美由喜
　　　　伊藤佳代子・久保彰子・石川みどり
　　　　衞藤久美・清水真理
装　幀　清原一隆（KIYO DESIGN）
装　画　伊東宣哉
紙面デザイン　内田幸子

発行者　宇野文博
発行所　株式会社 同文書院
　　　　〒112-0002
　　　　東京都文京区小石川5-24-3
　　　　TEL(03)3812-7777
　　　　FAX(03)3812-7792
　　　　振替　00100-4-1316
印刷・製本　日本ハイコム株式会社